崔书克 著

经方图骥

临床路径60首

郑州大学出版社

郑 州

图书在版编目(CIP)数据

经方图骥/崔书克著. —郑州:郑州大学出版社,2018.10
ISBN 978-7-5645-5820-8

Ⅰ.①经…　Ⅱ.①崔…　Ⅲ.①《伤寒论》-研究
Ⅳ.①R222.29

中国版本图书馆 CIP 数据核字（2018）第 214644 号

郑州大学出版社出版发行
郑州市大学路 40 号　　　　　　　邮政编码:450052
出版人:张功员　　　　　　　　　发行电话:0371-66966070
全国新华书店经销
河南文华印务有限公司印制
开本:710 mm×1 010 mm　1/16
印张:9.75
字数:149 千字
版次:2018 年 10 月第 1 版　　　　印次:2018 年 10 月第 1 次印刷

书号:ISBN 978-7-5645-5820-8　　　定价:37.00 元
本书如有印装质量问题,由本社负责调换

仲景之方，犹百钧之弩也。
如其中的，一举贯革；如不中的，
弓劲矢疾，去的弥远。

——清·徐灵胎

經方圖驥

張磊 書

経方路径是学习
经典的捷径

唐祖宣

国医大师唐祖宣题字

自 序

余年少习医,立志于治病救人,为一方良医。始临证,辨证论治必悉心,理法方药求完备。然,虽有疗效者,但不效者亦甚众。处方深思熟虑,效果心中无数。一段时期,诊治越多,心中迷惑亦越多。每从内科书中寻找答案,试之于临床,竟遗憾者多,满意者寡。相信许多同仁都有此疑惑。

迷惘中,再诵《伤寒论》,以六经辨病,用方证分析,再试于临床,常一剂知,二剂显,立收桴鼓之捷效,顿开茅塞之感悟,疑虑消弥,信心陡增,仿佛云开雾散,忍不住击节称叹。医圣宏论,病下是证,证下是方,方随证立,方证一体。方证分析是后学者登堂入室的钥匙。

六经概括了脏腑、经络、气血的生理功能和病理变化,并对各证候进行了分析、总结和归纳。六经辨病抓住了疾病的本质,删繁就简,既统一且规范,利于诊治。至于方证,历代医家皆有论述,陈修园在《长沙方歌括》中说,"大抵入手功夫,即以伊圣之方为据,有此病,必用此方……论中桂枝证、麻黄证、柴胡证、承气证等,以方名证,明明提出大眼目"。

习中医从经方入手,临证以六经为纲、方证为要。六经辨病,方证结合,使得中医理论不再文深义奥,也一下子激活了过往所学,以前的积累也使得诊治更客观准确。比如太阳病之太阳中风,桂枝汤主之;太阳病之病人气喘,目如脱状,越婢加半夏汤主之。诊断甫定,治病的方子随之而来,诊疗一体,有效解决了时方治病"最后一公里"的问题。

本书以明·赵开美复刻宋本《伤寒论》为蓝本,凡条文字句,仍依赵本之旧。

探索经方临床路径绝非易事,其中浅陋谬误之处,务望方家教正。本书旨在抛砖引玉,希冀更多人走上经方之路。广大同仁亦切亦磋,相互激励,挖掘出更多经方精华。

此书付梓之际,由衷地感谢张仲景和历代医家。仲景之书,大论擎天,六经既出无他论,三代以下唯斯人。诸医家对仲景学术代有昌明,异彩纷呈。

感谢医界同仁在经方实践中不断探索,发皇古义,融会新知。

感谢张磊国医大师和唐祖宣国医大师,欣然为本书题字,激励后学。

感谢我的学生们,使我获得了诸多灵感和启发,亦教亦学,教学相长。

......

目 录   Contents

1

3

太阳病

桂枝汤方证分析

【原方】 桂枝三两(去皮) 芍药三两 甘草二两(炙) 生姜三两(切) 大枣十二枚(擘)

【服法】 上五味,㕮咀三味,以水七升,微火煮取三升,去滓,适寒温,服一升。服已须臾,啜热稀粥一升余,以助药力。温覆令一时许,遍身漐漐微似有汗者益佳,不可令如水流漓,病必不除。若一服汗出病差,停后服,不必尽剂。若不汗,更服,依前法。又不汗,后服小促其间,半日许令三服尽。若病重者,一日一夜服,周时观之。服一剂尽,病证犹在者,更作服。若汗不出,乃服至二三剂。禁生冷、黏滑、肉面、五辛、酒酪、臭恶等物。

病案一:张某,女,15岁,发热半年余,体温徘徊在37.5～38.5 ℃之间,多方治疗无效,患者但渴不多饮,时有汗出,微恶风寒,二便自调,舌淡苔白,脉见浮缓,诊为太阳病中风证,营卫失和,用桂枝汤3剂而愈。

病案二:刘某,男,18岁,早婚,素体气怯,婚后半年见腰酸腿软,头晕耳鸣,小便频数而短,淅淅恶寒,双下肢有麻冷感,夏伏天裹棉衣仍感肢冷,动则汗出,纳差腹胀,口中甜腻,夜寐多梦,思色欲动,体质日衰,进人参、鹿茸培补无效。刻诊:形瘦气怯,面萎神衰,语声低微,切两脉沉细而弱,验舌质红嫩,苔少。脉证合参,谓斯疾因房劳过度,耗气伤精,脏腑功能失调,阴阳亏损所致。理应补肾以培本,但参前医用人参、鹿茸不效,且以桂枝汤调理阴阳着手。处方:桂枝15 g,白芍15 g,炙甘草6 g,生姜6 g,大枣10 枚。

5剂。药后诸症大减,但病员虚损,自难速效,继服上方加怀山药15 g,炒白术12 g,鸡内金10 g,以培补后天,并加服桂附八味丸以补肾气,半月后告曰:药后精力充沛,饮食倍增,诸病皆除。(选自《刘渡舟医案》)

桂枝汤首见于《伤寒论·辨太阳病脉证并治》第12条:"太阳中风,阳浮而阴弱,阳浮者,热自发,阴弱者,汗自出,啬啬恶寒,淅淅恶风,翕翕发热,鼻鸣干呕者,桂枝汤主之。"第13条:"太阳病,头痛,发热,汗出,恶风,桂枝汤主之。"本方方证要点是:

1. 太阳病;

2. 发热,汗出;

3. 恶风寒;

4. 舌淡,苔白,脉浮缓或浮弱。

本方证为太阳中风证,其病理主要是营卫不调,卫强营弱,肺气不利,外邪干胃,所以治疗以解肌发表调和营卫为主。桂枝辛温解表,长于散外感之风寒,芍药敛阴和营,两药相须为用,既治卫强,又调营弱;生姜性味辛温,既可助桂枝通阳解表,又能温胃止呕;大枣甘平,补脾生津,姜、枣相合,还可加强脾胃生发之气而调和营卫;炙甘草益气和中,与桂枝相合可以解肌,与芍药相合可以益阴。所以本方虽只有5味药,但配伍严谨,正如柯琴在《伤寒论附翼》中赞桂枝汤"为仲景群方之魁,乃滋阴和阳,调和营卫,解肌发汗之总方也";徐彬在《金匮要略论注》言:"桂枝汤,外证得之,解肌和营卫;内证得之,化气调阴阳。"

桂枝汤在临床应用中化裁甚多,如桂枝加葛根汤、桂枝加厚朴杏子汤、桂枝加桂汤、桂枝加芍药汤,皆为桂枝汤类方,其病机或为营卫不和,或为气血阴阳失调,故以桂枝汤为基础,取其和营卫、调阴阳之意。

桂枝汤与麻黄汤皆为辛温解表之代表方剂,但麻黄汤中麻桂相须为用,散寒发汗之力甚强,佐以杏仁,又可宣肺平喘,主治外感风寒表实证;桂枝汤中桂芍合用,佐以姜、枣,有调和营卫之功,但发汗解表之力不及麻黄汤,主治太阳中风之表虚证。

现代药理研究证实,桂枝汤具有解热、抗炎、镇静、调节免疫等作用,在动物实验中,亦证实桂枝汤有双向调节体温的作用。现代中医将桂枝汤广泛应用于临床各科,用以治疗感冒、冠心病、心律不齐、多发性动脉炎、眩晕、呃逆、急性胃肠炎、急性黄疸性肝炎、过敏性肠综合征、肠激惹综合征、更年期综合征、痛经、风疹、月经不调、产后便秘、产后发热等疾病。王丽娜使用桂枝汤配合黄芪对36例反复呼吸道感染患儿进行治疗,2周为1个疗程,经过1个疗程的治疗,对患儿在6个月内的呼吸道感染发病次数以及2次发病的间隔时间进行回访,结果发现显效的患儿为12例,有效的患儿为20例,总有效率达到了88.9%;彭肖默以加味桂枝汤治疗病态窦房结综合征13例,总有效率84%;梁旭选取了58例桡骨远端骨折患者,使用桂枝汤配合中药熏洗两种手段进行治疗,14周后对患者进行功能评定,共有36例优、19例良,优良率达到了94.8%;解平芬选取20例阵发性室性心动过速患者,并使用桂枝汤加味方对其进行治疗,每天服用1剂,7天为1个疗程,根据患者的具体情况服用2~3个疗程,共有18例患者治疗有效,有效率达到了90.0%;蒋松根以加味桂枝汤治疗各部位慢性溃疡48例,总有效率95.8%;崔振波用桂枝汤治疗以烘热症为主的更年期综合征患者40例,总有效率为90%;郑丛勤应用加味桂枝汤治疗阑尾炎64例,总有效率达98%;颜永潮用桂枝汤加味方(桂枝、白芍、生姜、甘草、大枣、虎杖、绞股蓝、制黄精)治疗白细胞减少症35例,并与35例用鲨肝醇片治疗者对照比较,经1个月治疗后,治疗组总有效率为97.14%,优于对照组。

桂枝加葛根汤方证分析

【原方】　葛根四两　芍药二两　生姜三两(切)　甘草二两(炙)　大枣十二枚(擘,桂枝二两(去皮)

【服法】　上六味,以水一斗,先煮葛根,减二升,去上沫,内诸药,煮取三升,去滓。温服一升。覆取微似汗,不须啜粥,余如"桂枝法"将息及禁忌。

病案:李某,男,33岁,以"发热伴颈背部僵硬酸痛2天,加重1天"为主诉来诊。现病史:患者2天前洗浴吹风后出现发热自汗出,颈背部酸沉疼痛、舒展不利症状,1天前上述症状加重,为求治疗,遂来就诊。刻下症见:发热,汗出恶风,颈背部酸沉僵硬疼痛,纳差,睡眠一般,舌淡苔白,脉浮缓。

四诊合参,辨为太阳病桂枝加葛根汤证。处方:葛根20 g,桂枝9 g,芍药9 g,生姜9 g,甘草6 g,大枣3枚,3剂,日1剂,水煎,早晚分服。服2剂后未再发热、头痛、颈背部酸痛症状缓解;第3剂后,诸症皆消。

桂枝加葛根汤出自《伤寒论·辨太阳病脉证并治》第14条:"太阳病,项背强几几,反汗出恶风者,桂枝加葛根汤主之。"其主治为太阳中风兼太阳经气不舒之证,即太阳柔痉证。本方方证要点是:

1.太阳病;

2.发热、汗出、恶风寒、口淡不渴等太阳中风证;

3.项背肌肉强急、舒展不利;

4.舌淡,苔薄白,脉浮缓或浮弱。

桂枝加葛根汤证是外感风寒所致。太阳经气不舒,津液失于输布,经脉失于濡养,所以出现项背部肌肉强急、舒展不利,即仲景笔下的"项背强几几"。但又有发热、汗出、恶风等表虚证,所以桂枝汤稍减桂枝用量,加葛根,取其解肌发表、生津舒筋之功。

　　清·吴谦在《医宗金鉴》中阐述："太阳病,项背强几几,无汗恶风者,实邪也。今反汗出恶风者,虚邪也,宜桂枝加葛根汤,解太阳之风,发阳明之汗也。"桂枝加葛根汤的药物组成历来存有争议,如宋本《伤寒论》方中即有麻黄三两,然方后注"臣亿等谨按:仲景本论,太阳中风自汗用桂枝,伤寒无汗用麻黄,今证云汗出恶风,而方中有麻黄,恐非本意也。第三卷有葛根汤证云无汗恶风,正与此方同,是合用麻黄也。此云桂枝加葛根汤,恐是桂枝中但加葛根耳"。从本人多年临证经验看,此说为是,当无麻黄。

　　现代药理研究佐证了本方的抗炎镇痛作用。临床上常以本方加减治疗颈椎病、项背部神经痛、头项僵痛、肩部酸痛、落枕、周围性面神经麻痹、三叉神经痛、糖尿病周围神经病变等。在治疗颈椎病方面,陈海波将其与口服颈复康颗粒做对照,总有效率在80%以上;李健康用桂枝加葛根汤加减治疗神经根型颈椎病,总有效率大于96%;劲亚辉、李祥农分别用桂枝加葛根汤加减治疗肩周炎40例和60例,总有效率大于90%。

桂枝加厚朴杏子汤方证分析

【原方】 桂枝三两(去皮)　甘草二两(炙)　生姜三两(切)芍药三两　大枣十二枚(擘)　厚朴二两(炙,去皮)　杏仁五十枚(去皮尖)

【服法】 上七味,以水七升,微火煮取三升,去滓。温服一升,覆取微似汗。

病案一:李某,男,13岁,既往有支气管哮喘病史,3天前哮喘发作,症见咳嗽、气喘,咯少量白稀痰,夜间喘促尤甚,曾予青霉素、氨茶碱、泼尼松治疗,但夜间仍有喘鸣、气促、汗出等症状,遂来求治。刻诊:神疲,倦怠,恶寒,自汗出,咯白色稀痰,舌淡苔白,脉浮缓。证属太阳中风引发宿痰喘息发作,治宜调和营卫,化痰定喘。方用桂枝加厚朴杏子汤:桂枝10 g,白芍10 g,炙甘草5 g,生姜10 g,大枣10 g,厚朴10 g,杏仁10 g,共3剂,日1剂,水煎分早晚2次温服。二诊喘息渐平,自汗止,咳嗽、咯痰症状消失,舌淡,苔薄白,脉缓。

病案二:戊申正月,有一武臣为寇所执,置舟中艎板下,数日得脱,乘饮恣食,良久解衣扪虱,次日遂作伤寒,自汗而膈不利,一医作伤食而下之,一医作解衣中邪而汗之,杂治数日,渐觉昏困,上喘息高,医者仓皇失措,予诊之曰:太阳病下之,表未解,微喘者,桂枝加厚朴杏子汤,此仲景之法也。指令医者急治药,一啜喘定,再啜染染微汗,至晚身凉脉已和矣。(选自《普济本事方》)

桂枝加厚朴杏子汤见于《伤寒论·辨太阳病脉证并治》第43条:"太阳病,下之微喘者,表未解故也,桂枝加厚朴杏子汤主之。"第18条:"喘家作,桂枝汤加厚朴、杏子佳。"第18条为外感风寒引发宿疾喘息的证治,第43条为太阳病下后表不解兼肺气上逆作喘的证治。成无己《注解伤寒论》:"下后大喘,则为里气太虚,邪气传里,正气将脱也;下后微喘,则为里气上逆,邪不能传里,犹在表也。与桂枝汤以解外,加厚朴、杏仁以下逆气。"

本方由桂枝汤加厚朴、杏仁而成。用桂枝汤解肌祛风,调和营卫,用厚朴、杏仁苦温,下气降逆,消痰平喘。本方表里同治,标本兼顾,为太阳中风兼肺寒气逆喘息之良方。本方方证要点是:

1.太阳病;

2.发热、汗出、恶风等太阳中风证;

3.咳嗽喘息,咯清稀白痰,胸满闷;

4.苔薄白,脉浮缓。

桂枝加厚朴杏子汤广泛应用于临床,对咳嗽、哮喘、肺心病、阻塞性肺疾病都有明显疗效。刘继超用桂枝加厚朴杏子汤加减治疗咳嗽气喘78例,总有效率95.24%;魏建华用桂枝加厚朴杏子汤加减治疗变异性哮喘38例,总有效率92%;殷银霞用桂枝加厚朴杏子汤加减治疗支气管哮喘46例,总有效率95.6%;谢木军等用桂枝加厚朴杏子汤加减治疗慢性咳嗽278例,总有效率94.2%;卜昌银等用桂枝加厚朴杏子汤加减治疗慢性肺心病50例,总有效率94%。

麻黄汤方证分析

【原方】　麻黄三两（去节）　桂枝二两（去皮）　甘草一两（炙）　杏仁七十个（去皮尖）

【服法】　上四味，以水九升，先煮麻黄，减二升，去上沫，内诸药，煮取二升半，去滓，温服八合，覆取微似汗，不须啜粥。余如桂枝法将息。

病案一：王某，男，30岁，"以发热1天"为主诉就诊。患者自诉1天前受凉后出现发热恶寒、头痛。刻下症见：发热，恶寒，头痛，全身肌肉酸痛，咳喘，无汗出，大小便可，舌淡，舌苔薄白，脉浮紧，测体温39℃。四诊合参，辨为太阳伤寒证，方用麻黄汤：麻黄12 g，桂枝10 g，苦杏仁10 g，炙甘草6 g，水煎，分2次温服，1剂后汗出热退身凉，继服2剂后咳止，余无不适。

病案二：刘某，男，50岁，隆冬季节，出差外行，途中不慎感受风寒之邪，当晚即发高热，体温达39.8℃，恶寒甚重，虽覆两床棉被，仍洒淅恶寒，发抖，周身关节无一不痛，无汗，皮肤滚烫而咳嗽不止。刻下症见：恶寒发热，身体疼痛，无汗，舌苔薄白，脉浮紧有力。此乃太阳伤寒表实之证，治宜辛温发汗，解表散寒。方用麻黄汤：麻黄9 g，桂枝6 g，苦杏仁12 g，炙甘草3 g，1剂，服药后，温覆衣被，须臾，通身汗出而解。（选自《刘渡舟临证验案精选》）

麻黄汤见于《伤寒论·辨太阳病脉证并治》第35条："太阳病，头痛发热，身疼腰痛，骨节疼痛，恶风，无汗而喘者，麻黄汤主之。"第46条："太阳病，脉浮紧，无汗，发热，身疼痛，八九日不解，表证仍在，此当发其汗；服药已，微除，其人发烦，目瞑，剧者必衄，衄乃解。所以然者，阳气重故也。麻黄汤主之。"本方方证要点是：

1. 太阳病；

2.恶寒发热,无汗而喘;

3.头痛、身痛、骨节痛;

4.舌淡,苔薄白,脉浮紧。

本方证为太阳伤寒证,其病理为风寒外束,卫阳被遏,营阴郁滞,太阳经气不利,邪干于肺。治宜辛温发汗,宣肺平喘。方中麻黄辛温解表,善开泄腠理,宣肺平喘,启闭郁之肺气,用作君药;桂枝解肌发表、温经通脉,可助麻黄解表,使发汗之力倍增,又畅行营阴,使疼痛之症得解,用作臣药。杏仁宣降肺气,与麻黄相伍,一宣一降,使肺气之宣降恢复如常,更兼有平喘之功,为佐药;炙甘草味甘,能缓和麻、桂之峻烈,还可调和药味,为佐使药。本方药味虽少,但配伍精当,四药合用,解表散寒,和营通卫,为辛温发汗之峻剂。而汗出过多必伤人正气,故不可久服、过服。所以《伤寒论》列出了诸如"疮家""淋家""衄家""亡血家""汗家"等,即使表寒证见,也是禁用之方药。正如柯琴指出:"此乃纯阳之剂,过于发散,如单刀直入之将,投之恰当,一战成功。不当则不戢而召祸。故用之发表,可一而不可再。"

现代研究发现本方适用于感冒、肝硬化腹水、顽固性呃逆、小便不通、小儿遗尿、风湿性关节炎、急性支气管炎、支气管哮喘、强直性脊柱炎、荨麻疹、肩周炎、变态反应性水肿、日光性皮炎等病。王学航运用麻黄汤加减治疗急性喘息型支气管炎 42 例,总有效率高达 95.2%;姬光东等运用加味麻黄汤治疗缓慢型心律失常 50 例,总有效率 86%;雍振辉运用氨茶碱和麻黄汤治疗小儿哮喘 79 例,总有效率 91.14%;向建华等运用加味麻黄汤治疗咳嗽变异性哮喘 120 例,总有效率 93.33%;林祥启等运用麻黄汤治疗小儿遗尿症 56 例,总有效率 76.8%。

葛根汤方证分析

【原方】 葛根四两 麻黄三两(去节) 芍药二两 生姜三两(切) 甘草二两(炙) 大枣十二枚(擘) 桂枝二两(去皮)

【服法】 上七味,以水一斗,先煮麻黄、葛根,减二升,去白沫,内诸药,煮取三升,去滓。温服一升,覆取微似汗,不须啜粥。余如桂枝法将息及禁忌。

病案一:卢某,男,72岁,因感冒发热恶寒、无汗,自服布洛芬、维C银翘片治疗,汗出后,其症状不减,遂来就诊。刻见:发热、无汗、项背僵硬、周身酸楚,即给予葛根汤原方以发汗解表,升津舒经,药二剂,漐然汗解,脉和而愈。

病案二:李某,男,38岁,患顽固性偏头痛2年,久治不愈。主诉:右侧头痛,常连及前额及眉棱骨。伴无汗恶寒、鼻流清涕、心烦、面赤、头目眩晕、睡眠不佳。诊察之时,见病人颈项转动不利,问之,乃答曰:颈项及后背常有拘急感,头痛甚时拘紧更重。舌淡苔白、脉浮略数。遂辨为寒邪客于太阳经脉,经气不利之候。治当发汗祛邪,通太阳之气。方用葛根汤:麻黄4 g,葛根18 g,桂枝12 g,白芍12 g,炙甘草6 g,生姜12 g,大枣12枚。麻黄、葛根两药先煎,去上沫,服药后覆取微汗,避风寒。3剂药后,脊背有热感,继而身有小汗出,头痛、项急随之而减。原方再服,至15剂,头痛、项急诸症皆愈。(选自《刘渡舟医案集》)

《伤寒论·太阳病证》第31条:"太阳病,项背强几几,无汗,恶风,葛根汤主之。"本方方证要点是:

1. 太阳病;

2. 头痛、身痛、无汗、恶风寒等太阳伤寒证;

3. 项背部强硬,拘紧不舒;

4.舌淡,苔白,脉浮。

葛根汤发汗散寒,疏通筋脉,主治太阳伤寒兼太阳经气不利。本方由桂枝汤加麻黄、葛根而成。其中葛根为君药,以升津液,舒筋脉为功,又助麻、桂解肌发表;加麻黄为增强桂枝汤解表发汗之力。证属太阳伤寒兼证而不用麻黄汤加葛根,是因为麻黄汤为发汗峻剂,过汗更伤其阴,则有碍于升津濡经。桂枝汤加葛根、麻黄既能收发汗生津之效,又无过汗之虞,且方中之芍药、大枣、炙甘草又可补养阴血,补充津液生发之源。服用本方之后,脊背发热,继而全身汗出,这是药力先作用于经输而使经气畅通、邪气外出的反应,为疾病向愈之征兆。

临床运用此方需与桂枝加葛根汤相鉴别,二方均治疗太阳经气不利,项背不舒,即原文所谓"项背强几几";但葛根汤主治太阳经气不利,寒邪在经无汗,桂枝加葛根汤主治太阳经气不利,风邪在经有汗,原文中有"反汗出恶风"是主要鉴别要点。成无己说:"太阳病,项背强几几,汗出恶风者,中风表虚也;项背强几几,无汗恶风者,中风表实也。表虚宜解肌,表实宜发汗,是以葛根汤发之也。"另,葛根汤亦主治太阳与阳明合病而自下利的病人。

葛根汤的药理活性主要包括抗炎、镇痛、抗流感、抗血栓、增加冠脉血流和抗过敏等诸多方面,在治疗高血压、颈椎病、心血管疾病、流感、肩周炎、荨麻疹、痛经以及风湿病方面效果显著。全小林运用葛根汤治疗高血压效果显著;李琼珍等临床运用葛根汤配合针灸治疗神经根型颈椎病总有效率96.2%;李戈媛等临床运用葛根汤治疗心血管疾病效果显著;王金华研究发现,葛根汤能够有效地抑制机体对流感感染之异常亢进的病理反应;金佩虹运用加味葛根汤治疗原发性肩周炎126例,总有效率97.6%;王秀荣运用葛根汤治疗荨麻疹51例,总有效率98.04%;柴程芝等认为,葛根汤治疗原发性痛经疗效确切;夏淑杰临床运用葛根汤加味治疗风湿病效果显著。

大青龙汤方证分析

【原方】 麻黄六两(去节) 桂枝二两(去皮) 甘草二两(炙) 杏仁四十枚(去皮尖) 生姜三两(切) 大枣十枚(擘) 石膏如鸡子大(碎)

【服法】 上七味,以水九升,先煮麻黄,减二升,去上沫,内诸药,煮取三升,去滓。温服一升,取微似汗。汗出多者,温粉粉之。一服汗者,停后服。若复服,汗多亡阳,遂虚,恶风烦躁,不得眠也。

病案一:田某,男,46岁,2015年11月18日来诊,病人得伤寒,脉浮而紧,头痛,发热,恶风,无汗,胸中异常烦躁,自觉房屋太小而压抑。诊断为太阳病大青龙汤证,予以大青龙汤,服药15分钟许,周身汗出而愈。

病案二:邓某,男,身体素壮,时值夏令酷热,晚间当门而卧,迎风纳凉,午夜梦酣,渐转凉爽,夜深觉寒而醒,入室裹毯再寝。俄尔寒热大作,热多寒少,头痛如劈,百节如被杖,壮热无汗,渐至烦躁不安,目赤,口干,气急而喘。脉洪大而浮紧。此夏令伤寒已化烦躁之大青龙证,为书大青龙方治之。生麻黄12 g,川桂枝12 g,生石膏120 g,甘草9 g,生姜9 g,鲜竹叶15 g。服昨方,汗出甚畅,湿及衣被。约半小时,渐渐汗少,高热已退,诸症爽然若失。又为处一清理余邪之方,兼通大便,其病果瘥。(选自《伤寒名医验案精选》)

大青龙汤见于《伤寒论·辨太阳病脉证并治》第38条:"太阳中风,脉浮紧,发热恶寒,身疼痛,不汗出而烦躁者,大青龙汤主之。"第39条:"伤寒,脉浮缓,身不疼、但重,乍有轻时,无少阴证者,大青龙汤发之。"本方方证要点是:

1. 太阳病;

2. 恶寒发热、无汗、身痛等太阳伤寒证;

3. 胸中烦躁等里热证;

4.舌红,苔白或黄,脉浮紧。

本方是在麻黄汤的基础上加石膏、生姜、大枣而成。因此大青龙汤证与麻黄汤证具有很多相似症状,皆有恶寒发热、无汗、身痛、脉浮紧等表证症候,但前者还具有一个特征性症候,即"烦躁",因此本证特点是太阳伤寒兼里热证,治宜发汗解表兼清郁热。方中倍用发汗之峻药麻黄,以增强解表之功;桂枝、生姜可解表散寒;石膏清热除烦,善治在里之郁热;大枣、甘草益胃和中,以滋汗源。本方为解表之峻剂,其发汗之力较麻黄汤尤甚,因此冠以神兽"青龙"之名,临床使用此方的患者需正气充足,并"中病即止",过服、误服则有亡血伤津之弊。

大青龙汤与小青龙汤均有"青龙"之名,但主治各异。大青龙汤证的病机是外感风寒、内有郁热,除表证外,尚有烦躁,其精神症状尤为突出,治宜发汗解表、清热除烦;小青龙汤的病机是外感风寒、内有水饮,除表证外,尚有咳嗽、喘息、咯痰等症状,寒饮证较为明显,治宜发汗解表、温肺化饮。

现代研究发现大青龙汤具有治疗呼吸道炎症、抗病毒、防治肿瘤等功效,将其广泛运用于临床,如大叶性肺炎、病毒性感冒、败血症、皮肤病、急性支气管炎等疾患。钟章炼等应用大青龙汤联合西药治疗支气管哮喘急性发作60例,总有效率96.3%;郭大斌等回顾性分析医院收治的成年败血症患者72例,其中36例采用抗生素对症疗法(对照组),36例在此基础上加用大青龙汤(观察组),结果:观察组患者的有效率显著高于对照组,死亡率显著低于对照组,且治疗后外周血白细胞、中性粒细胞明显低于对照组;刘斐雯使用大青龙汤治疗骨节疼痛伴牛皮癣验案1则,效果令人满意;靳方怀使用大青龙汤联合穴位敷贴治疗小儿外寒内热型哮喘患者50例,总有效率达88.00%;茅国荣应用大青龙汤加减方治疗64例寒冷性荨麻疹患者,治愈38例,好转20例,总有效率90.06%。

小青龙汤方证分析

【原方】 麻黄(去节)、芍药、细辛、干姜、甘草(炙)、桂枝(去皮)各三两 五味子半升 半夏半升(洗)

【服法】 上八味,以水一斗,先煮麻黄,减二升,去上沫,内诸药,煮取三升,去滓,温服一升。若渴,去半夏,加栝楼根三两;若微利,去麻黄,加荛花,如一鸡子,熬令赤色;若噎者,去麻黄,加附子一枚(炮);若小便不利、少腹满者,去麻黄,加茯苓四两;若喘,去麻黄,加杏仁半升(去皮尖)。

病案:高某,女,68岁,阵发性咳嗽,伴咳吐黏痰、头痛,伴胃脘部不适,夜眠差,夜间口干。曾中西医治疗,效果欠佳,于社区医院静脉滴注喜炎平、氨溴索、头孢1周,症状减轻。近1周又出现夜间咳嗽、烦躁、不能平卧,苔白滑,脉弦紧,意欲再次输液治疗,其女认为已输液治疗效果不显,请求中医治疗。既往"慢性胃炎"病史。四诊合参,辨为太阳伤寒兼水饮停胸,遂予小青龙汤加石膏:炙麻黄12 g,芍药12 g,细辛6 g,干姜9 g,桂枝12 g,五味子12 g,清半夏12 g,炙甘草9 g,水煎,分2次温服。1剂后患者自诉咳嗽症状消失,夜眠改善,2剂后胃脘不适、纳差症状亦得到改善。

小青龙汤见于《伤寒论·辨太阳病脉证并治》第40条:"伤寒表不解,心下有水气,干呕,发热而咳,或渴,或利,或噎,或小便不利、少腹满,或喘者,小青龙汤主之。"第41条:"伤寒,心下有水气,咳而微喘,发热不渴。服汤已,渴者,此寒去欲解也,小青龙汤主之。"

小青龙汤是仲景治疗咳喘的第一方,只要方证对应,屡起沉疴,故以神话中的东方之神命名之。本方方证要点是:

1. 太阳病;

2. 太阳病伤寒证;

3.咳嗽气喘,多伴有里饮证,里饮最易干肺犯胃,出现呕、渴、利、噎、少腹满等症;

4.舌淡或滑,苔薄白,脉浮紧。

本案,1、2、3、4悉具,尤其里饮引发的症状基本兼具,所以应用小青龙汤应是不二选择。另,临床上外感输液最易成饮,患者胃脘不适正是水饮犯胃所致,方中麻黄、五味子、干姜、细辛消水化饮,水饮去,气机畅,胃脘部症状自然改善。

方中麻黄,辛、微苦,温,归肺、膀胱经,有发汗散寒、宣肺平喘、利水消肿之功效;桂枝辛、甘,温,归心、肺、膀胱经,有发汗解肌、温通经脉、助阳化气之功效,二者共为君药,既可发汗解表散邪,又可温阳化气利饮。干姜辛热,可温中散寒,燥湿消痰;细辛辛温,可祛风散寒、温肺化饮,二药为臣,共助君药温肺化饮散邪。五味子酸、甘,温,可收敛固涩、益气生津;芍药苦、酸,微寒,可敛阴养血,二药的收敛之性,既助止咳平喘,又制约君臣之燥性;半夏辛温,可燥湿化痰、降逆止呕、消痞散结,三药共为佐药。炙甘草为使药,补益脾胃,调和诸药。诸药相伍,一散一收,一开一合,共奏散寒祛饮之功。原文服法"若微利,去麻黄,加荛花,如一鸡子,熬令赤色"句,因荛花不治利,麻黄主喘,今此语反之,恐非仲景本意。

现代药理研究发现,小青龙汤具有止咳、平喘、抗炎、解热、增强免疫等作用,可用于治疗感冒、支气管炎、支气管哮喘、咳嗽变异性哮喘、慢性阻塞性肺疾病、肺源性心脏病等病证。吴建军等研究发现,小青龙汤可广泛应用于慢性阻塞性肺疾病证属外寒里饮、痰湿阻肺者;黄柠如等在对照组对症支持疗法基础上加用小青龙汤治疗支气管哮喘寒哮型,总有效率84.2%,明显优于对照组;杜恩光应用小青龙汤治疗肺气虚寒型变异性鼻炎患者,观察2周的疗效,较口服氯雷他定分散片者效佳;崔娜娜应用西药联合小青龙汤加减治疗小儿喘息性支气管肺炎患者,治疗1周后,总有效率89.19%,明显高于单纯西药治疗组。

栀子豉汤方证分析

【原方】　肥栀子十四个(擘)　香豉四合(绵裹)

【服法】　上二味,以水四升,先煮栀子,得二升半,内豉,更煮取一升半,去滓。二服,温进一服(得吐者,止后服)。

病案一:刘某,男,52岁,胸闷,懊忱不舒来诊,察其眠差心烦,善太息,大便干,小便黄。舌红苔薄黄,脉沉弦而数,诊为太阳病栀子豉汤证,投以栀子豉汤,3剂而诸证皆除。

病案二:祈某,女,48岁,2012年5月13日主因"间断心悸、心烦1月余,加重伴失眠1周"来诊。患者于1个月前因生活琐事与家人争吵后出现间断心悸、心烦,曾就诊于某三甲医院,查心电图、心脏彩超及甲状腺功能均无明显异常改变,当时测血压120/75 mmHg,心率86次/min,律齐,诊断为"心脏神经官能症",予口服劳拉西泮治疗,症状无明显改善。1周前情绪激动后心悸、心烦症状加重,伴失眠、多梦,故来就诊。症见:心悸不宁,心中烦闷,失眠多梦,口干苦,饮食尚可,小便可,大便干燥,日1次,舌红,苔薄黄,脉细数。考虑患者证属气郁化热,热扰心神,治以清宣邪热、宁心除烦为法。予栀子豉汤加味,处方如下:栀子20 g,淡豆豉15 g,柴胡12 g,茯苓15 g,甘草10 g,3剂,每日1剂,早晚温服,并嘱患者调情志,避免剧烈运动。二诊:患者心悸、心烦症状有所减轻,口干苦缓解,仍寐差、多梦,舌红,苔薄白,脉弦细。予前方去茯苓,加茯神15 g,酸枣仁30 g,生龙骨20 g,生牡蛎20 g。4剂,每日1剂,早晚温服。三诊:患者未发心悸、心烦,失眠症状大为改善,继予前方7剂治疗后症状完全改善。(选自《杏林中医》)

《伤寒论》中栀子豉汤共出现6次之多:"发汗,吐、下后,虚烦不得眠,若剧者,必反复颠倒,心中懊忱,栀子豉汤主之"(76条),"发汗,若下之,而烦热,胸中窒者,栀子豉汤主之"(77条),"伤寒五六日,大下之后,身热不去,心中结痛者,未欲解也,栀子豉汤主之"(78 条),"阳明病,脉浮而紧⋯⋯若发汗则躁,心愦愦,反谵语;若加温针,必怵惕,烦躁不得眠;若下之,则胃中空虚,客气动膈,心中懊憹,舌上胎者,栀子豉汤主之"(221 条),"阳明病,下之,其外有热,手足温,不结胸,心中懊憹,饥不能食,但头汗出者,栀子豉汤主之"(228 条),"下利后,更烦,按之心下濡者,为虚烦也,宜栀子豉汤"(375 条)。虚烦不得眠,心中懊憹,都和汗、吐、下有关,其方证要点是:

1. 太阳病;

2. 心胸烦乱,大有无可奈何之感;

3. 失眠,多伴有烦热,汗出,口干渴等证;

4. 舌红,苔黄,脉弦数。

《医方集解》云:"汗吐下后,正气不足,邪气乘虚结于胸中,故烦热懊憹。烦热者热而烦扰;懊憹者懊恼憹闷也。昼动为阳,夜卧主阴,阳热未散,阴气未复,故不得眠。"伤寒论中关于栀子豉汤病因病机描述亦是如此,认为栀子豉汤证属伤寒汗、吐、下后,余热留扰胸膈,属无形之邪热,郁于胸膈,扰乱心神。方中栀子性寒,主宣散心经郁热,泻火除烦。《本草衍义》云:"栀子虽寒无毒,治胃中热气,既亡血、亡津液,腑脏无润养,内生虚热,非此物不可去。豆豉质轻,主透表宣热,和胃降气。"《本草经疏》云:"盖黑豆性本寒,得蒸晒之,气必温,非苦温则不能发汗开腠理;苦以涌吐,故能治烦躁满闷,以热郁胸中,非宣剂无以除之。"此方用药精当,二者相伍,透邪泄热,除烦安神,共奏宣透胸膈郁热之效。

现代临床多运用栀子豉汤加减治疗抑郁症、失眠、心悸、反流性食管炎、痤疮、神经衰弱等。冯美珍运用加味栀子豉汤治疗抑郁症 43 例,总有效率93.2%;孙西庆等运用栀子豉汤加味治疗心肾不交型失眠 45 例临床观察,总有效 91.1%;蔡絮如通过临床观察发现,栀子豉汤治疗轻度忧郁症的总有效率达 94.05%,且未见任何不良反应;陈芳瑜运用栀子豉汤治疗反流性食管炎 184 例,总有效 91.3%;冯瑞雪等应用栀子豉汤加减方治疗痤疮 12 例,有效率为 100%,治愈率91.7%;仁义运用栀子豉汤加减治疗神经衰弱 106 例,总有效率97.3%。

栀子厚朴汤方证分析

【原方】 栀子十四个(擘) 厚朴四两(炙,去皮) 枳实四枚(水浸,炙令黄)

【服法】 上三味,以水三升半,煮取一升半,去滓。分二服,温进一服。

病案一:母某,男,41 岁。感冒后自服中成药治疗 4 日未愈,反见胸中烦闷不舒,长太息而后略感减轻,伴腹满腹胀,矢气,夜晚转侧不能入眠,多梦,观其人精神疲惫,躁扰不宁,舌红苔腻,脉有滑象,遂投以栀子厚朴汤,3 剂后,烦闷、腹胀均减轻,改为栀子甘草汤,4 剂而愈。

病案二:曹某,女,72 岁。心烦懊恼 2 年,近日加重,西医治疗未见好转。刻下:心烦,苦不堪言,烦躁不宁,焦虑不安,烦急时欲用棍棒锤击胸腹,方觉舒畅。脐部筑动上冲于心,筑则心烦愈重。并有脘腹胀满如物阻塞之感,伴失眠、惊惕不安,呕恶纳呆,大便不调,小便黄,舌尖红苔腻,脉弦滑。四诊合参证属火郁胸膈,下迫肠胃。遂与栀子厚朴汤:栀子 14 g,枳实 10 g,厚朴 15 g。7 剂后心烦减半,心胸豁然畅通,性情渐趋平稳安静,夜能寐,食渐增,又进 7 剂,仍有睡眠多梦、口舌干燥、口苦太息、小便黄赤等热未全解之症,转方用柴芩温胆汤合栀子厚朴汤,月余后病除。(选自《仲景方药古今运用》)

栀子厚朴汤出自《伤寒论·辨太阳病脉证并治》第 79 条:"伤寒下后,心烦,腹满,卧起不安者,栀子厚朴汤主之。"本方方证要点是:

1. 太阳病;

2. 心烦躁扰,卧起不安;

3. 脘腹胀满;

4. 舌尖红,苔薄黄或黄腻,脉数。

本方证属热扰胸膈兼腹满,邪热郁于胸膈而扰心神,故心烦;留于脘腹则腹满;留于胃则卧起不安,治以清热除烦,利气消满。方中栀子,性寒,味苦无毒,清心热;厚朴,气温,味苦无毒,可行气除满;枳实气味苦寒,清湿热、泄滞气,三药相配,共奏清热除烦、宽中消满之效。本方为栀子豉汤合小承气汤加减而成,取栀子清热除烦,而不用豆豉,是本证邪热较栀子豉汤为甚,病位较栀子豉汤偏下,故非豆豉之宣透能及。又因腹满仅是气滞而未至阳明腑实,则无须小承气大黄之攻下。

药理研究表明,栀子厚朴汤具有抗抑郁、保肝利胆、抑菌、增加冠状动脉血流量、改善心肌代谢及增加胃肠节律性蠕动等作用。现代临床常用于治疗神经官能症、抑郁症、焦虑症、传染性肝炎、慢性胰腺炎、急慢性胆囊炎、反流性食管炎等。朱兰等发现栀子厚朴汤多组分协调作用有抗焦虑药效;汪汀等建立大鼠在体单向肠灌流模型,发现栀子厚朴汤方剂配伍能增加主要药效物质栀子苷的吸收,栀子苷的药效作用主要有镇痛、抗炎、抗内毒素、保肝利胆、保护脑细胞作用;庄波阳测定出栀子厚朴汤中的生物碱具有强心作用;宴艳研究发现栀子厚朴汤中具有抗抑郁作用的活性成分;王清然在栀子复方肝毒性研究中发现,栀子的保肝利胆成分主要是栀子苷,该成分可以缓解因酒精或者脂肪化引起的氧化压力,达到保护肝的目的;薛心东运用栀子豆豉陷胸汤合栀子厚朴汤治疗反流性食管炎 60 例的临床观察,发现治疗组在临床症状的改善及内镜下食管黏膜的恢复方面与对照组的疗效相近,且无明显不良反应,对肝肾功能无影响。

麻杏石甘汤方证分析

【原方】 麻黄四两(去节) 杏仁五十个(去皮尖) 甘草二两(炙) 石膏半斤(碎,绵裹)

【服法】 上四味,以水七升,煮麻黄,减二升,去上沫,内诸药,煮取二升,去滓。温服一升。

病案:周某,女,55岁,2017年8月23日以"咳嗽1年"为主诉就诊。现病史:患者诉自去年7月份,无明显诱因开始间断性咳嗽,自服感冒药无效,症状逐渐加重,于多家医院治疗,均未奏效。刻下症见:面色白,咳嗽呈进行性加重,遇风加剧,日轻夜重,凌晨5点左右咳嗽最甚,常觉咽喉有痰壅塞,不易咳出,口渴,纳眠可,大小便正常,舌质红,苔微黄腻,脉弦滑数。

初诊为气郁痰阻证,给予半夏厚朴汤加味:清半夏12 g,厚朴12 g,紫苏梗10 g,茯苓20 g,干姜9 g,苦杏仁20 g,桔梗10 g,五味子18 g,甘草6 g,7剂,水煎,分2次温服。8月30日复诊时患者诉咳嗽较前加重,白天明显,甚则喘息,痰多较稠,无味,不易咳出,夜间较少咳嗽,微恶风寒,时有汗出,口渴,纳眠可,二便可,舌质红,舌苔黄腻,脉滑数,视其脉证,遂调整治疗方案,诊断为太阳病麻杏石甘汤证,给予麻杏石甘汤加味:蜜炙麻黄12 g,苦杏仁12 g,石膏24 g,炙甘草12 g,厚朴12 g,桔梗12 g,橘红12 g,7剂,水煎,分早晚2次温服。9月9日三诊时,患者诉咳嗽明显减轻,仅白天偶尔咳嗽,痰少不易咳出,口微渴,胸闷,纳眠可,舌质暗红,苔黄腻,脉沉数,仍守上方,厚朴加至18 g,橘红加至18 g,并加栝楼20 g,7剂,水煎,分早晚2次温服。9月20日,患者复诊时诉咳嗽基本消失,未诉胸闷,口中和,但仍有少量痰,纳眠可,二便调,舌质稍红,苔白,脉沉弦,给予小柴胡汤调摄,服7剂而诸症全消。

麻杏石甘汤出自《伤寒论·辨太阳病脉证并治》第63条:"汗出而喘,无

大热者,可与麻杏甘石汤。"本方方证要点是:

1. 太阳病;

2. 咳喘,甚则咳逆气急,鼻翼扇动,痰少色黄,质稠不易咳出;

3. 发热,汗出,口干,口渴;

4. 舌红,苔黄腻,脉象以数为主,兼有滑、弦脉象。

本证多由风寒入里郁而化热,壅遏于肺所致。方中麻黄宣肺而泄邪热,是为君药,但其性温,故以辛甘大寒之石膏与之为伍,且用量倍于麻黄,使麻黄宣肺而不助热,清肺而不留邪,如此则肺气肃降有权,喘急可平,是为臣药;杏仁宣降肺气,助麻黄、石膏清肺平喘,是为佐药;炙甘草既能益气和中,又可调和诸药,是为佐使药。本方药虽四味,但配伍严谨,用量讲究,扬长避短,深得灵活配伍之奥妙。运用本方的关键,一是辨证准确,本例患者病程较长,症状较少,虽无明显发热恶寒等表证,但仍可见微恶风寒、咳嗽、舌质红、苔黄腻等症状,确属风寒在表、邪热郁肺无疑;二是用量精当,把握麻黄与石膏的用药比例为1∶2,既可发挥麻黄宣肺止咳的功效,又可避免其温燥之性。

本方须与麻黄汤及大青龙汤相鉴别:本方与麻黄汤用药相似,均使用麻黄、杏仁、甘草宣肺平喘止咳,然麻黄汤中其配伍核心在于麻桂相须为用,主治风寒束表、肺气不宣所致的恶寒发热、无汗、咳喘,以发汗解表为主,宣肺平喘为辅;大青龙汤是在麻黄基础上加石膏、生姜、大枣,主治风寒入里、郁而化热之证,其主要症状为烦躁、恶寒发热、头身疼痛、口渴、脉浮紧;而麻杏石甘汤主治表邪入里化热、壅遏肺气,其配伍核心在于麻黄与石膏呈比例相伍,以清热宣肺为主,兼以解表。

现代研究发现麻杏石甘汤具有镇咳平喘、抗病毒、抑菌等作用,在临床各科广泛应用。王伟群等通过研究发现,加味麻杏石甘汤可有效抑制呼吸道合胞病毒感染;王学妍等随机对照研究麻杏石甘汤加减治疗咳嗽变异性哮喘,总有效率73.3%;练培森等使用麻杏石甘汤配合西药治疗肺心病48例,总有效率93.75%;戴恩来运用麻杏石甘汤加减治疗痤疮,疗效显著;陈佳杰等使用麻杏石甘汤联合常规疗法治疗中枢性高热30例,总有效率达100%;翁惟杰等使用麻杏石甘汤治疗重症肺炎42例,总有效率92.56%;徐立然等将麻杏石甘汤用于治疗艾滋病患者肺部感染,获益甚多。

葛根芩连汤方证分析

【原方】 葛根半斤　甘草二两(炙)　黄芩三两　黄连三两

【服法】 上四味,以水八升,先煮葛根,减二升,内诸药,煮取二升,去滓。分温再服。

病案一:张某,女,15岁,以"发热1周,伴腹泻2日"为主诉于2017年3月10日就诊。患者诉1周前因受凉后出现发热、咳嗽、头痛,体温38 ℃以上,于当地医院诊断为上呼吸道感染,给予抗生素静脉输液治疗4天,体温降至正常,但隔日体温复又升高,并出现腹痛、腹泻、纳呆症状,遂来就诊。刻下症见:发热,汗出口干口渴,胸脘烦热,腹痛,腹泻,大便每日3~5次,泻下臭秽,便后肛门灼热感,伴咳喘,纳呆,舌红苔黄腻,脉数。

四诊合参,诊断为太阳病协热利,遂予葛根芩连汤加味:葛根15 g,黄芩9 g,黄连9 g,炙甘草6 g,苦杏仁9 g,苏叶6 g,前胡6 g,麦冬3 g,5剂,水煎,日1剂,早晚2次分服。3月15日复诊,热退身凉,口干口渴缓解,无咳喘、腹痛,大便次数基本正常,仍不成形,纳少,微有腹胀。守上方去杏仁、苏叶、前胡,加木香10 g,薏苡仁20 g,再服3剂,服药后诸症皆除。

病案二:许某,男,45岁,干部。1960年7月6日初诊。病史:发热41 ℃,多汗,口苦,恶心,头晕身倦,大便溏,尿短赤,舌苔黄,质红,脉滑数。曾服清热化湿方2剂,热渐退,化验为沙门菌感染,诊断为胃肠型感冒而入院。当日下午4时身热再潮,有汗,便溏,舌苔灰黑,脉沉数。辨证为阳明湿热未清,治以清热化湿,方用葛根芩连汤加味。方药:葛根9 g,黄芩6 g,黄连3 g,青蒿6 g,地骨皮9 g,赤芍9 g,炒扁豆9 g,姜川朴4.5 g,益元散9 g,水煎服。服药5剂而愈。(选自《吴少怀医案》)

葛根芩连汤见于《伤寒论·辨太阳病脉证并治》第34条:"太阳病,桂枝证,医反下之,利遂不止,脉促者,表未解也;喘而汗出者,葛根芩连汤主之。"

尤怡在《伤寒贯珠集》中解道:"太阳中风发热,本当桂枝解表,而反下之,里虚邪入,利遂不止,其脉则促,其证则喘而汗出。夫促为阳盛,脉促者,知表未解也。无汗而喘,为寒在表;喘而汗出,为热在里也。是其邪陷于里者十之七,而留于表者十之三,其病为表里并受之病,故其法亦宜表里双解之法。"本方方证要点是:

1. 太阳病;

2. 热利不止,大便黏秽,暴注下迫,多伴腹痛,里急后重,口干口渴;

3. 恶寒发热,喘而汗出;

4. 舌质红,苔黄腻,脉数。

本方表里双解所说为协热利,即表邪未解,又有里热下利。方中葛根甘辛凉,具有解肌退热、升阳止泻的功效,为君药;黄芩、黄连清热燥湿,坚阴止利,共为臣药;甘草和中,为佐使药。四药相伍,治以清热坚阴止利,兼以解表。正如《金镜内台方议》所言:"太阳病桂枝证,宜发肌表之汗,医反下之,内虚协热,遂利不止,脉促者,为表邪未解。不当下而下之所致也。喘而汗出者,即里热气逆所致。故用葛根为君,以通阳明之津而散表邪,以黄连为臣,黄芩为佐,以通里气之热,降火清金,而下逆气,甘草为使,以缓其中而和调诸药者也。且此方亦能治阳明大热下利者,又能治嗜酒之人热喘者,取用不穷也。"本证与葛根汤所治下利,当须鉴别。本证以里热为主,辨证关键在于汗出;而后者的二阳合病以表实证为主,辨证关键在于无汗。

现代研究发现葛根芩连汤的主要有效成分为葛根素、小檗碱与黄芩苷,其作用机制涵盖抗氧化、降血糖、降血脂、降血压、抗炎、抗肿瘤等多方面,主要用于急性肠炎、放射性肠炎、慢性结肠炎、溃疡性结肠炎、慢性泄泻、细菌性痢疾、小儿秋季腹泻、口腔溃疡、高热、糖尿病、高血压病、高脂血症、非酒精性脂肪性肝炎、动脉粥样硬化、血管性痴呆、早期病毒性心肌炎、小儿毛细支气管炎、过敏性紫癜等多种疾病的治疗及预防。李黎运用葛根芩连汤加减治疗急性肠炎34例,总有效率91.18%;李树斌运用加味葛根芩连汤治疗溃疡性结肠炎58例,总有效率89.66%;张文春等运用葛根芩连汤灌肠治疗婴幼儿轮状病毒性肠炎80例,总有效率95%;金莉运用葛根芩连汤治疗糖尿病120例,总有效率91.67%;刘志勇运用加味葛根芩连汤治疗阳明湿热瘀阻型血管性痴呆 75 例,总有效率 94.67%;周洪运用加味葛根芩连汤治疗湿热蕴结型便秘 30 例,总有效率 93.33%。

桂枝甘草汤方证分析

【原方】 桂枝四两(去皮) 甘草二两(炙)

【服法】 上二味,以水三升,煮取一升,去滓。顿服。

病案一:周某,男,45 岁,2016 年 6 月 3 日来诊,自诉即使夏令时节,亦恶风怕冷,近日心悸而痛,喜揉喜按,服用止痛药物无效,大便可,小便清长,观其舌淡苔白,脉象浮缓,遂给予桂枝甘草汤 3 剂而愈。

病案二:周某,男,29 岁,因突起耳聋近 1 个月,经他医用益气聪明汤等治疗,耳聋如故,痛苦不堪,后延余诊治。刻诊:自诉耳聋,并觉心悸乏力,稍有畏寒感,舌淡红,苔薄白,脉细软无力,细询知病起于感冒过汗之后,据其脉证及病史,以心阳虚为辨,用桂枝甘草汤加味。处方:桂枝 12 g,炙甘草 8 g,石菖蒲 4 g。首服 2 剂,自觉听力明显增强,心悸好转,寒感消失,药已对证,再服 2 剂,耳聋全除,诸症亦平。(选自《周福生医案》)

桂枝甘草汤为补益心阳之主方,出自《伤寒论·辨太阳病脉证并治》第 64 条:"发汗过多,其人叉手自冒心,心下悸,欲得按者,桂枝甘草汤主之。"《伤寒溯源集》注:"发汗过多,则阳气散亡,气海空虚,所以叉手自冒覆其心胸,而心下觉惕惕然悸动也。"本方所治之证为发汗过多,心阳耗伤。汗为心液,汗出太过,阳随汗泄,易致心阳虚损。方中桂枝辛温,甘草甘温,二药合用,辛甘化阳,能温补心阳,养心定悸。本方药味虽简,但桂枝用量大至四两,且一次顿服,故清代柯韵伯称本方为补心阳之"峻剂"。张仲景治心阳虚常用桂枝、甘草,如治疗误下心胸阳气不足之桂枝去芍药汤和桂枝去芍药加附子汤、治疗阴阳两虚之炙甘草汤、治疗心脾气血阴阳不足之小建中汤等,皆有桂枝甘草的配伍。桂枝甘草汤是温养心阳的基本方剂。本方方证要点是:

1. 太阳病;

2.心悸,喜按,按之则舒;

3.神疲乏力,恶寒肢冷;

4.舌淡,苔薄,脉缓无力。

现代临床多以本方为基础,治疗心脑血管疾病。司雨用桂枝甘草汤加味治疗心阳不振型胸痹心痛115例,总有效率88.69%;候宝松等用桂枝甘草汤联合真武汤加味治疗慢性心力衰竭76例,总有效率90.24%;刘芳等用桂枝甘草汤合生脉散加减治疗各种原因引起的期前收缩46例,总有效率86.96%;李迎霞等用桂枝甘草汤加味治疗心血管神经官能症103例,总有效率98%。

桂枝甘草龙骨牡蛎汤方证分析

【原方】 桂枝一两(去皮)　甘草二两(炙)　牡蛎二两(熬)
龙骨二两

【服法】 上四味,以水五升,煮取二升半,去滓。温服八合,日三服。

病案:孟某,女,43 岁,于 2017 年 9 月 16 日以"全身倦怠、乏力 4 个月余"为主诉来诊。现病史:4 个月前无明显诱因出现全身倦怠、乏力,稍有活动自觉疲乏。刻下症见:全身倦怠、乏力,双下肢无力、怕冷,心烦意乱,眠差多梦,舌淡红,苔薄白,脉细。既往史:2016 年 9 月行卵巢巧克力囊肿剥离术。

四诊合参,诊为太阳病桂枝甘草龙骨牡蛎汤证,给予桂枝甘草龙骨牡蛎汤加味:桂枝 20 g,甘草 30 g,龙骨 20 g,牡蛎 20 g,白芍 30 g,赤芍 30 g,7 剂,日 1 剂,水煎,分早晚 2 次温服。二诊诉倦怠、乏力、双下肢无力症状好转,睡眠改善,守方继服 7 剂而愈。

桂枝甘草龙骨牡蛎汤主治心阳虚而烦躁,见于《伤寒论·辨太阳病脉证并治》第 118 条:"火逆下之,因烧针烦躁者,桂枝甘草龙骨牡蛎汤主之。"柯琴《伤寒来苏集》曰:"三番误治,阴阳俱虚竭矣。烦躁者,惊狂之渐,起卧不安之象也,急用桂枝甘草以安神,龙骨牡蛎以救逆。"尤在泾《伤寒贯珠集》云:"火逆复下,已误复误,又加烧针,火气内迫,心阳内伤,则生烦躁。"由此可见,桂枝甘草龙骨牡蛎汤证"烦躁"之作,当责之于阴阳两虚。《神农本草经读》谓:"龙骨能引逆上之火、泛滥之水,而归其宅。"《伤寒贯珠集》曰:"桂枝、甘草,以复心阳之气;牡蛎、龙骨,以安烦乱之神。"成蔚云:"龙骨牡蛎抑亢阳以下交于阴;取桂枝辛温之品,启阴气上交与阳;最妙在甘草之多,资助中焦,使上下阴阳之气交通于中土,而烦躁自平也。"陈氏以交通阴阳之理分

析此方,很有见地。本方方证要点是:

1. 太阳病;

2. 烦躁,失眠多梦;

3. 心悸怔忡,倦怠乏力,形寒肢冷等桂枝甘草汤证;

4. 舌淡,苔薄,脉细。

现代临床应用中,桂枝甘草龙骨牡蛎汤主要用于各种内科杂病,如心血管神经症、自主神经紊乱、围绝经期前后神经官能症等。吕梦亮等用桂枝甘草龙骨牡蛎汤加味治疗围绝经期失眠,纳入病例 94 例,随机分为 2 组,每组 47 例,对照组采用常规西药治疗,观察组则在此基础上给予桂枝甘草龙骨牡蛎汤加减治疗,观察组的总有效率 89.36%,明显高于对照组;张智勇用桂枝甘草龙骨牡蛎汤加味治疗期前收缩 42 例,痊愈 9 例,总有效率 90.5%;付立功用桂枝甘草龙骨牡蛎汤加减治疗慢性房颤 45 例,观察结果显示实验组房颤消失,半年内未再复发,心电图恢复正常者占 42.22%,治疗总有效 86.67%,明显优于对照组;邵凤华加味桂枝甘草龙骨牡蛎汤治疗 35 例失眠症临床观察,观察组患者治愈 21 例,无效 2 例,总有效率达 94.29%。临床运用此方时,还应与桂枝甘草汤、桂枝去芍药加蜀漆牡蛎龙骨汤加以区别。

桂枝加桂汤方证分析

【原方】 桂枝五两(去皮)　芍药三两　生姜三两(切)　甘草二两(炙)　大枣十二枚(擘)

【服法】 上五味,以水七升,煮取三升,去滓。温服一升。

病案一:李某,男,平素体质较弱,畏寒肢冷,时有呵欠,来诊时自诉有气从脐下少腹直冲心胸,时作时止,入夜尤甚,呈发作性,观其舌淡略胖,苔薄白,脉沉无力,遂诊为奔豚证,给予桂枝加桂汤3剂而愈。

病案二:崔某,女,50岁,其证颇奇,自觉有一股气流,先从两腿内开始,沿阴股往上滚动,至少腹则腹胀;至心胸则心悸不稳,头出冷汗,胸中憋气,精神极度紧张,有死的恐怖感。稍待一会儿,气往下行,症状随之减轻,每日发作三四次。兼见腰酸、白带较多,患者面色青黄不泽,舌胖质嫩,苔白而润,脉弦数无力。辨证:此病为"奔豚气",气从内踝上冲(不从少腹)为仅见之症。凡犯上之气,必因上虚所致。今心阳虚而火不旺,肾之阴气得以上犯。夫阴来搏阳,凡阴气所过之处,则发胀、心憋、心悸不安等,亦勿怪其然。治当助心阳伐阴降冲。方药:桂枝五钱,白芍三钱,生姜三钱,炙甘草二钱,大枣七枚。另服"黑锡丹"二钱。共服五帖,其病不发而愈。(选自《伤寒论十四讲》)

桂枝加桂汤主治心阳虚引发的奔豚证。《伤寒论·辨太阳病脉证并治》第117条:"烧针令其汗,针处被寒,核起而赤者,必发奔豚。气从少腹上冲心者,灸其核上各一壮,与桂枝加桂汤,更加桂二两也。"该方为桂枝汤加重桂枝用量而成。重用桂枝,与甘草配伍,辛甘化阳,能够温补心阳,强壮君火,以镇下焦寒气。更佐生姜、大枣之辛甘,增强桂枝、甘草温阳功效。桂枝还能平冲降逆,即方后所注"泄奔豚气"。芍药酸寒,仲景治心阳虚诸证大多不用芍药,此方用之,旨在缓冲气之急,并且兼制桂枝辛散之性。诸药合用,共奏温通心阳、平冲降逆之功。本方方证要点是：

1. 太阳病；

2. 自觉有气从少腹上冲至心胸甚至咽喉部位，呈发作性，易反复；

3. 多伴有心悸、胸闷；

4. 舌淡或胖嫩，苔薄白，脉沉迟或缓。

桂枝加桂汤现代可辨证用于治疗心脏病、神经症、更年期综合征、慢性结肠炎等。张鹏等运用桂枝加桂汤加减治疗胃食管反流病 36 例，总有效率 91.67%；刘振伟运用桂枝加桂汤加减治疗房室传导阻滞 286 例，总有效率 93.36%；杜世华运用桂枝加桂汤加减治疗顽固性呃逆 42 例，总有效率 93%。

苓桂术甘汤方证分析

【原方】 　茯苓四两　　桂枝三两(去皮)　　白术、甘草(炙)各二两

【服法】 　上四味,以水六升,煮取三升,去滓。分温三服。

病案一:刘某,女,72岁。近3年来患者常感心悸、胸闷、气短,活动后症状加重,曾服用中西药物治疗(具体药物不详),未见明显改善。刻下症见:心悸,胸闷气短,头晕,自觉有气上冲而咳嗽,无痰,四肢不温,两足浮肿,倦怠乏力,纳少,大便干结,舌淡,苔薄白,脉弦滑。四诊合参,诊为太阳病苓桂术甘汤证,证属中阳不足,痰饮内停,予苓桂术甘汤:茯苓30 g,桂枝10 g,白术15 g,炙甘草10 g,3剂,水煎,分早晚2次温服。复诊时诉心悸、胸闷气短减轻,足肿较前消退,仍有腹胀、大便秘结,守上方加枳实6 g,赤芍15 g,服5剂后诸症皆除。

病案二:陈某,女,52岁,头晕,心悸,胸中满闷,每到夜晚则气上冲胸,诸证随上冲之势而加剧,伴有面部虚浮,目下色青,下肢轻度浮肿,小便短少不利,口虽干但不欲饮水,强饮则胃中痞闷。问其大便反而秘结不通,五六日一次,坚如羊屎。舌质淡胖,苔白滑,脉沉滑无力。此证为心脾阳气两虚,脾阳不运,则水气内停,心阳不振,则水气上乘。水气上冲,阴来搏阳,故头晕,心悸,胸闷;水气不化,津液不能布行,则小便不利而大便反秘;水气外溢皮肤则为浮肿。治疗当以温通心阳,气化津液,降冲伐水为主:茯苓30 g,桂枝10 g,白术10 g,炙甘草6 g。服药2剂后,气上冲胸及头晕、心悸等症得以控制。上方加肉桂3 g,泽泻10 g,助阳消阴,利水行津,又服2剂,口渴止,小便利而大便下。最后采用脾肾双温之法,又合用真武汤使阳回阴消,精神振奋。(选自《刘渡舟医案》)

苓桂术甘汤是"病痰饮者,当以温药和之"的代表方,出自张仲景《伤寒

杂病论》。《伤寒论·辨太阳病脉证并治》第67条:"伤寒,若吐若下后,心下逆满,气上冲胸,起则头眩,脉沉紧,发汗则动经,身为振振摇者,茯苓桂枝白术甘草汤主之。"《金匮要略·痰饮咳嗽病篇第十二》第16条:"心下有痰饮,胸胁支满,目眩,苓桂术甘汤主之。"第17条:"夫短气有微饮,当从小便去之。"本方方证要点是:

　　1. 太阳病;

　　2. 心悸,头晕,胸满;

　　3. 面目虚浮,口干渴不欲饮,小便不利,大便干结;

　　4. 舌淡,苔白滑,脉沉紧。

　　本方所治脾胃气虚,水气上冲之证,多由中阳不足,脾运失职,气不化水,聚湿而成,故治以温化利水。方中以茯苓为君,健脾渗湿,祛痰化饮,使水饮从小便而出;以桂枝为臣,既可温阳以化饮,又能化气以利水,且兼平冲降逆;湿源于脾,脾虚则生湿,故佐以白术健脾燥湿,助脾化运,使脾阳得温,水湿自除;甘草为使,益气和中,收饮去脾和、湿不复聚之功。四药共奏健脾利湿,温阳化饮之效。方药虽简,配伍严谨,温而不热,利而不峻,确为温化痰饮之和剂。本方利水以健脾胃,临床应用时应和茯苓桂枝甘草大枣汤作鉴别,后者病轻,饮停下焦,为"脐下悸,欲作奔豚"而设,而本病重,饮停中焦,为"心下逆满,气上冲胸,起则头眩,脉沉紧"而设。

　　现代研究发现,本方适用于慢性支气管炎、支气管哮喘、胸膜炎、心源性水肿、慢性充血性心力衰竭、冠心病心绞痛、慢性胃炎、消化性溃疡、慢性肾小球肾炎、梅尼埃病、神经官能症等疾病,在临床上应用广泛。齐泉等运用加味苓桂术甘汤治疗冠心病60例,总有效率86.67%;郑和豪运用美托洛尔联合苓桂术甘汤治疗冠心病心律失常128例,总有效率高达96.12%;张雨田运用苓桂术甘汤治疗慢性心力衰竭120例,总有效率91.7%;刘东敏等运用加味苓桂术甘汤治疗冠心病心衰34例,总有效率94.12%;王书浩等运用苓桂术甘汤治疗神经衰弱90例,总有效率94.4%;杨立志运用加味苓桂术甘汤治疗梅尼埃病105例,总有效率90.48%。

小陷胸汤方证分析

【原方】 黄连一两 半夏半升(洗) 栝楼实大者一枚

【服法】 上三味,以水六升,先煮栝楼,取三升,去滓,内诸药,煮取二升,去滓。分温三服。

病案一:张某,女,45岁,心下胃脘部疼痛,痛时有色块,形如拳头大小,曾做X射线钡透无异常,服半夏泻心汤效果不明显。其人脉见浮滑,舌红苔黄腻,时有咳嗽,咯黄色黏痰。遂诊为太阳病小陷胸汤证,予黄连6g,半夏15g,栝楼20g,2剂,大便泻下黄涎甚多,痛止,包块消。

病案二:吴某,男,57岁,以"心下闷痛1年余,加重1个月"为主诉就诊。现病史:患者诉1年前无明显诱因出现心下闷痛,偶伴有绞痛,胸闷不适,气喘,咳嗽,咳声沉重,颜面时有发热发胀感,胁肋偶有发紧感,自觉背部发胀、瘙痒,无皮疹,平素不易汗出,冬季怯寒,自觉体力较前差。1个月前上述症状加重,遂来我科就诊,刻下症见:心下痞满闷痛,咳嗽,痰多气喘,色黄质黏,夜间易醒,多噩梦,纳可,小便黄,大便干,口唇紫暗,舌质略红偏暗,苔黄厚腻,脉弦,左寸略沉,尺浮,右尺偏沉。四诊合参辨为:痰热瘀阻中焦,治宜清热化痰、活血化瘀,遂用小陷胸汤合上焦宣痹汤加减:全栝楼10g,黄连6g,法半夏10g,郁金10g,枇杷叶12g,射干10g,炒枳壳10g,厚朴10g,白豆蔻(后下)10g,茵陈10g,桃仁6g,地龙6g,党参10g,7剂,水煎,日1剂,早晚分服,饭后温服。服7剂诸症皆除,随访半年未复发。(选自《伍炳彩医案》)

小陷胸汤出自《伤寒论·辨太阳病脉证并治》第138条:"小结胸病,正在心下,按之则痛,脉浮滑者,小陷胸汤主之。"柯琴《伤寒来苏集·伤寒附翼》解释道:"热入有浅深,结胸分大小。心腹硬痛,或连小腹不可按者,为大结胸,此土燥水坚,故脉亦应其象而沉紧。按之知痛不甚硬者,为小结胸,是水与热结,凝滞成痰,留于膈上,故脉亦应其象而浮滑也。秽物据清阳之位,法当泻心而涤痰。"道出了大小结胸的不同,同时也可以分析得出小结胸汤证的病机所在。本方方证要点是:

1. 太阳病;

2. 心下满,按之痛;

3. 咳嗽,痰黄质稠,或心烦,或便秘;

4. 舌质红,苔黄腻,脉浮滑。

方中全栝楼甘、微苦、寒,归肺、胃、大肠经,善清热涤痰、宽胸散结,是为君药;黄连苦寒,善清热燥湿、泻火解毒,半夏辛温,善燥湿化痰,消痞散结,二者合用以辛开苦降。三药润燥相得,配伍精当,如《古今名医方论》所述:"以半夏之辛散之,黄连之苦泻之,栝楼之苦润涤之,所以除热散结于胸中也。"

本方证需与大陷胸汤证鉴别,本方证心下不甚硬,按之濡软,轻叩即痛,而大陷胸汤证病及胸腹,甚则心下及少腹皆可涉及,按之石硬,痛不可近,不论是疼痛的范围还是程度都有很大的区别。本方尚需与诸泻心汤证相鉴别,泻心汤证多为心下痞,而按之不痛。三者合看,可以说小陷胸汤证是介于诸泻心汤与大陷胸汤证之间的一种方证。本方证还需与大柴胡汤证相鉴别,虽都可主心下痛、呕吐、便秘,但大柴胡汤所主有寒热往来,且胸胁苦满更为严重。由此可见,临床见心下痞闷,按之疼痛,或伴有心烦、失眠、咳嗽、痰黄黏、便秘等,舌红苔黄,脉滑数者,则可用本方。

现代研究发现,小陷胸汤在改善动脉粥样硬化脂代谢紊乱、降血糖、降血压、消炎、防治肿瘤等方面均有不俗疗效。临床多应用于治疗消化系统的慢性胃炎、急慢性胆囊炎、肝炎、反流性食管炎、胃溃疡、功能性消化不良、慢性胰腺炎等疾病,心血管系统的冠心病、动脉粥样硬化、心绞痛、高血压等疾病,呼吸系统的急慢性支气管炎、支气管哮喘等疾病,以及其他多个系统的以痰热互结为病机的疾病。孙劲松等运用小陷胸汤加减方治疗慢性糜烂性胃炎 34 例,总有效率 91.18%;熊伟用小陷胸汤合左金丸治疗反流性食管炎 84 例,总有效率 92.9%;赵军运用小陷胸汤加减治疗冠心病 60 例,总有效率 91.7%;罗娜等运用加味小陷胸汤治疗高血压病 30 例,总有效率 93.33%。在临床中,只要证属痰热互结心下者,皆可使用本方。

厚朴生姜半夏甘草人参汤方证分析

【原方】 厚朴半斤（炙,去皮） 生姜半斤（切） 半夏半升（洗） 甘草二两 人参一两

【服法】 上五味,以水一斗,煮取三升,去滓。温服一升,日三服。

病案一:田某,女,41岁,2015年3月6日首诊。患者行胃部术后,胃脘部胀痛,时有嗳气、轻度疼痛,大便溏薄,舌略胖淡,苔薄白,脉细无力。四诊合参,诊断为脾虚腹胀,给予厚朴生姜半夏甘草人参汤,7剂后,诸症消除,无不适。

病案二:郝某,男,55岁,自述2个月前,因饮食不慎,突发胃脘痛,经某医院确诊为急性胃炎,西药治疗暂时缓解,但此后遗患脘腹胀闷不适,入夜尤甚,且时感恶心,喜热畏凉,便软尿清。诊查:面色萎黄欠润,精神不振,脘腹胀满,叩音如鼓,舌淡苔白厚腻,脉濡。此乃脾虚畏寒之证。治当温中健脾、理气消胀。给予厚朴生姜半夏甘草人参汤加藿香10 g。服上方3剂,胀满病去大半,恶心止,继服上方3剂,诸症尽失。随访半年未复发。（选自《内蒙古中医药·厚姜半甘参汤的临床应用》）

厚朴生姜半夏甘草人参汤主治脾虚气滞导致的腹胀,《伤寒论·辨太阳病脉证并治》第66条:"发汗后,腹胀满者,厚朴生姜半夏甘草人参汤主之。"方中厚朴味苦性温,善行下气,除胃中滞气而燥脾,泄满消胀为君,臣以辛温之生姜、半夏,前者宣散通阳,行胃中滞气,后者开结豁痰,除胃中逆气,两者与厚朴为伍,辛开苦降,人参、甘草补益脾气,塞因塞用,全方共成消补兼施之剂。本方方证要点是:

1.太阳病;

2.腹胀满、纳差、嗳气等脾虚气滞证;

3.舌白或略胖,苔白,脉弱。

现代临床常用于治疗急性或慢性胃炎、胃肠道外科手术后、慢性消化不良、胃肠功能失调等而见脾虚气滞作胀者。王彦军运用厚朴生姜半夏甘草人参汤加味治疗腹部手术后腹胀 27 例,总有效率 99%;郎世平等运用厚朴生姜半夏甘草人参汤加减治疗糖尿病胃轻瘫 45 例,总有效率 93.3%;谢民栋运用厚朴生姜半夏甘草人参汤加减治疗胃痞 60 例,总有效率 90.3%;郭宏等运用厚朴生姜半夏甘草人参汤加减治疗肝癌腹胀 73 例,总有效率 91.78%;周玉来运用厚朴生姜半夏甘草人参汤合五磨饮子治疗运动障碍性消化不良 113 例,总有效率 97.3%;张伯兴等运用厚朴生姜半夏甘草人参汤合甘麦大枣汤治疗功能性消化不良 55 例,总有效率 96.36%。

半夏泻心汤方证分析

【原方】　半夏(洗)半升　黄芩、干姜、人参、甘草(炙)各三两
黄连一两　大枣十二枚(擘)

【服法】　上七味,以水一斗,煮取六升,去滓;再煎取三升,
温服一升,日三服。

病案:韩某,男,67岁,以"胃脘胀满1年,加重4个月"为主诉于2017年
3月22日就诊。现病史:患者胃脘部胀满近1年,时轻时重,近4个月逐渐
加重,多方治疗无效。刻下症见:胃脘胀满,多食或进食生冷后腹胀明显加
重,恶心,不欲饮食,恶油腻,大便不成形,日1~2次,夜眠多梦,舌质红,苔黄
腻,脉细。既往"浅表性胃炎"病史2年,曾口服吗丁林治疗。

四诊合参,诊断为太阳病半夏泻心汤证,证属寒热错杂,给予半夏泻心
汤加减:法半夏12 g,黄连12 g,黄芩12 g,甘草12 g,干姜12 g,大枣10 g,党
参10 g,炒枳实12 g,厚朴9 g,7剂,水煎,日1剂,分早晚2次温服。3月29
日二诊,药后患者诉腹胀有所缓解,但仍有不欲饮食,饭后腹部辘辘有声,大
便不成形症状,守上方半夏、厚朴各加量至18 g,继服7剂。4月5日三诊,
药后腹胀感明显减轻,矢气多,食少纳呆,舌质淡红,苔白腻,脉濡数,守首诊
方加神曲30 g,继服7剂,诸症皆消。

本案是一例典型的半夏泻心汤证,本证发病特点是:在上发为呕恶,在
中为胃脘胀满,在下则有大便不成形,究其病机则为寒热互结,中焦气机升
降失司,以致痞胀不通。

半夏泻心汤出自《伤寒论·辨太阳病脉证并治》第149条:"但满而不痛
者,此为痞,柴胡不中与之,宜半夏泻心汤。"方中以辛温之半夏为君,既能散
结除痞,又可降逆止呕;以辛热之干姜为臣,用以温中散寒;黄芩、黄连皆苦
寒之药,用以泄热开痞。以上四味相伍,具有寒热平调,辛开苦降之用。然

寒热错杂,又缘于中虚失运,故方中又以人参、大枣甘温益气,又补脾虚,为佐药,使以甘草补脾和中而调和诸药。如成无己《注解伤寒论》曰:"辛入肺而散气,半夏、干姜之辛,以散结气;苦入心而泄热,黄芩、黄连之苦,以泻痞热;脾欲缓,急食甘以缓之,人参、大枣、甘草以缓之。"诸药相协,使脾胃升降有序,功能复常。因其配伍精当,效专力宏,故后世广泛应用于多系统疾病的治疗。本方方证要点是:

1. 太阳病;

2. 呕:指胃气不降所致的恶心、呕吐等证;

3. 痞:指心下痞,但按之濡,满而不痛;

4. 利:指肠鸣、下利等脾气不升之证;

5. 多伴有失眠或情志不畅等证,舌淡或红,苔腻,脉细濡。

现代临床加减多用于治疗慢性胃炎、糜烂性胃炎、萎缩性胃炎、胃窦炎、胃脘痛、贲门痉挛、幽门梗阻、消化性溃疡、胃扩张、胃下垂、胃螺旋菌感染、胃食管反流病、糖尿病胃轻瘫、溃疡性结肠炎、慢性肠炎、慢性肝炎、慢性胆囊炎、复发性口疮等消化道疾病,亦可用于治疗妊娠恶阻等妇科疾病以及泌尿、生殖、呼吸、循环、血液等系统多种疾病。刘玉萍用半夏泻心汤加减方治疗反流性食管炎40例,总有效率92.5%;张敬苹等用半夏泻心汤加减治疗慢性萎缩性胃炎80例,总有效率91.25%;祝倩用半夏泻心汤加减治疗慢性胃炎62例,总有效率96.77%;李洪渊用半夏泻心汤加减治疗脾胃湿热型消化性溃疡50例,总有效率96%;张学平用半夏泻心汤加减治疗慢性泄泻63例,总有效率92.06%;李新一用半夏泻心汤加减治疗复发性轻型口疮33例,总有效率62.97%;谢红敏用半夏泻心汤加减治疗慢性胆囊炎45例,总有效率94.64%;邓显胜等用半夏泻心汤加厚朴、枳实治疗胆汁反流性胃炎114例,总有效率95.6%;陈康远等用本方治疗反流性食管炎90例,总有效率87.78%;王万全用半夏泻心汤加减治疗小儿消化不良187例,总有效率85.0%;周莺歌用半夏泻心汤加减治疗慢性溃疡性结肠炎58例,总有效率91.4%;曾勇用半夏泻心汤加减治疗肠易激惹综合征47例,总有效率70.2%;刘瑞云用半夏泻心汤加减治疗糖尿病性胃轻瘫38例,总有效率94.7%。

小建中汤方证分析

【原方】 桂枝三两(去皮)　甘草二两(炙)　大枣十二枚
(擘)　芍药六两　生姜三两(切)　胶饴一升

【服法】 上六味,以水七升,煮取三升,去滓,内饴,更上微火
消解。温服一升,日三服。呕家不可用建中汤,以甜故也。

病案:程某,女,51岁,2016年12月10日以"腹痛4天"为主诉来诊。患
者4天前出现腹部疼痛,连绵不绝,以手按腹,疼痛稍减,夜间疼痛加重,心中
急烦,影响睡眠,给予温敷,疼痛可稍缓解。刻下见:腹痛隐隐,喜温喜按,神
疲乏力,面色萎黄,眠差,大便干结,小便可,舌淡,苔薄白,脉细弦。

四诊合参,诊为太阳病小建中汤证,证属虚劳里急,遂予小建中汤:饴糖
30 g,桂枝9 g,甘草6 g,大枣6枚,芍药18 g,生姜9 g,共5剂,水煎,分早晚
温服。12月15日复诊,患者诉服药后,腹痛明显缓解,偶有短暂腹痛,大便
正常,舌淡,苔薄白,脉沉弱。守上方,继服5剂。12月20日三诊,患者腹痛
消失,诉体力较前明显好转,面有光泽,舌淡苔薄白,脉缓,再服5剂,以巩固
治疗,后随访未再复发。

小建中汤见于《伤寒论·辨太阳病脉证并治》第102条"伤寒二三日,心
中悸而烦者,小建中汤主之。"《伤寒论·辨太阳病脉证并治》第100条:"伤
寒,阳脉涩,阴脉弦,法当腹中急痛,先与小建中汤,不差者,小柴胡汤主之。"
《金匮要略·血痹虚劳病脉证并治第六》第13条:"虚劳里急,悸,衄,腹中
痛,梦失精,四肢酸疼,手足烦热,咽干口燥,小建中汤主之。"本方方证要
点是:

1. 太阳病;

2. 腹中拘急疼痛,连绵不绝,喜温喜按;

3. 虚劳里急诸证,或面色无华,心中悸而烦,或四肢酸楚,手足烦热,咽

干口燥,甚或女子月经量少或量大色淡,男子遗精、早泄;

4.舌质柔嫩,舌苔淡白,脉细弦沉弱。

本方是由桂枝加芍药汤,重用饴糖组成,主治里虚伤寒,心悸而烦,然理法与桂枝汤有别。方中饴糖为君,意在温中补虚,缓急止痛,主治中焦虚寒。如王子接《绛雪园古方选注》卷上:"建中者,建中气也。名之曰小者,酸甘缓中,仅能建中焦营气也。前桂枝汤是芍药佐桂枝,今建中汤是桂枝佐芍药,义偏重于酸甘,专和血脉之阴。芍药、甘草有戊己相须之妙,胶饴为稼穑之甘,桂枝为阳木,有甲己化土之意。使以姜、枣助脾与胃行津液者,血脉中之柔阳,皆出于胃也。"《医宗金鉴》说:"伤寒二三日未经汗下,即心悸而烦,必其人中气素虚,虽有表证,亦不可汗之。盖心悸阳已微,心烦阴已弱,故以小建中汤先建其中,兼调荣卫也。"

现代临床研究发现,小建中汤具有抗炎、增强机体免疫作用,在治疗慢性胃肠疾病时效果显著,同时还可以用于治疗焦虑症、心悸等。周桂玲运用小建中汤治疗消化性溃疡,总有效率96.55%;果春雨运用小建中汤治疗慢性胃炎,总有效率90%;张玉莲运用小建中汤治疗焦虑症,总有效率97%;石继正临床研究发现,小建中汤治疗心脾血虚型心悸,效果显著。

甘草干姜汤方证分析

【原方】　甘草四两(炙)　干姜二两

【服法】　上二味,以水三升,煮取一升五合,去滓。分温再服。

病案:梅某,女,54岁,以"咳痰2年余"为主诉于2015年11月4日就诊。患者诉晨起痰多,起始为黄痰,后转为白色泡沫样痰,2年来每日如此,遇寒加重,夜眠可,二便调,舌红,苔白,脉弦。四诊合参,诊为太阳病甘草干姜汤证,证属中焦虚寒,给予甘草干姜汤加味:干姜颗粒15 g,炙甘草颗粒30 g,吴茱萸颗粒9 g,7剂,分早晚2次温服,日1剂。11月18日二诊,患者仍有晨起咳嗽、咳痰,痰色白,但痰量较前减少,舌红,苔薄,脉弦。给予甘草干姜汤合二陈汤加味以继后效:干姜15 g,炙甘草30 g,姜半夏12 g,陈皮12 g,茯苓10 g,吴茱萸9 g,五味子6 g,10剂,水煎,分早晚2次温服,日1剂。服后诸症消除。

《伤寒论·辨太阳病脉证并治》第29条:"伤寒脉浮,自汗出,小便数,心烦,微恶寒,脚挛急,反与桂枝,欲攻其表,此误也。得之便厥,咽中干,烦燥,吐逆者,作甘草干姜汤与之,以复其阳。"第30条:"厥逆,咽中干,烦躁,阳明内结,谵语烦乱,更饮甘草干姜汤。"本方方证要点是:

1. 太阳病;

2. 手足厥冷、多汗;

3. 咳唾清稀、大便溏薄、小便清长等肺脾肾虚征象;

4. 舌淡,苔白,脉迟或浮缓。

本证和芍药甘草汤证均属阴阳两虚之人外感误治后的变证,本证以阳虚为急。手足厥逆,是阳气更虚、不能达于四末的表现;吐逆,是阳虚寒盛、阴寒犯胃、中焦升降失常、胃气上逆的表现;烦躁,则为阴阳两虚、水不济火、心神失养所致。故以甘草干姜汤以复中焦阳气,阳复则外达四肢而足温。

甘草干姜汤由甘草、干姜两味药组成。甘草甘温,益气和中;干姜辛热,温中复阳,两味辛甘化阳,使中焦阳气回复。本方可看成是半个理中汤,"理中者,理中焦"。甘草用量倍于干姜,旨在温补中焦阳气、顾护阴液,并防止干姜过于温燥,以免损伤不足之阴液。

现代临床应用本方治疗虚寒性胃痛、吐血、咳嗽、眩晕、遗尿等病症,应用广泛,亦有实验研究证实本方具有扶正、化痰、抗肿瘤、抗炎和抗变态反应的作用。张月顺等应用甘草干姜汤加味治疗小儿遗尿症 28 例,随访 1 年总有效率 96.5%;严娟应用甘草干姜汤加味治疗晚期肺癌咯血,30% 完全缓解,70% 部分缓解,总有效率 100%;朱淑敏用甘草干姜汤治疗寒性胃脘痛,治愈率 89%,总有效率 96%;周齐娜运用甘草干姜汤治疗内耳性眩晕取得较好疗效,临床治愈 30 例,好转 15 例;白慧应用甘草干姜汤治疗肺寒咳嗽总有效率达到 95.8%。

芍药甘草汤方证分析

【原方】　白芍药、甘草（炙）各四两

【服法】　上二味，以水三升，煮取一升五合，去滓。分温再服。

病案：蒋某，女，55岁，1991年3月20日以"左足跟疼痛10余年，加重3天"为主诉至门诊就医。现病史：患者10年前无明显诱因出现左足跟刺痛，每因气候变化或过度行走后发作，X射线摄片示骨质增生，曾口服骨质增生丸、追风透骨丸、杜仲风湿丸，外用骨质宁搽剂，用药后疼痛缓解。3天前因外出旅游，过度行走后疼痛复发，内服及外用上述药物后疼痛未得到明显缓解，遂由人搀扶来诊。刻下见：左足跟疼痛剧烈，痛如锥刺，痛处固定不移，触之则惊叫，不能着地，局部皮肤无红肿，皮温如常，纳可，眠差，二便调，舌淡，苔白，边有齿痕，脉沉细。

四诊合参，诊断为痹证，遂予芍药甘草汤加减：白芍60 g，木瓜15 g，炙甘草20 g，1剂，水煎，分早晚2次温服。1991年3月23日复诊：患者诉服药后疼痛明显减轻，能着地行走，纳眠可，二便调，舌淡红，苔薄白，脉弦细。守上方加减：白芍药40 g，木瓜12 g，续断15 g，怀牛膝12 g，威灵仙15 g，鸡血藤30 g，炙甘草10 g，杜仲10 g，继服20剂，服药后诸症皆除，至今未再复发。

（选自《云南中医学院学报·芍药甘草汤临床运用举隅》）

芍药甘草汤见于《伤寒论·辨太阳病脉证并治》第29条："伤寒脉浮，自汗出，小便数，心烦，微恶寒，脚挛急，反与桂枝，欲攻其表，此误也。得之便厥，咽中干，烦躁吐逆者，作甘草干姜汤与之，以复其阳。若厥愈、足温者，更作芍药甘草汤与之，其脚即伸。"第30条："夜半阳气还，两足当热，胫尚微拘急，重与芍药甘草汤，尔乃胫伸。"本方方证要点是：

1. 太阳病；

2. 腿脚挛急，足部尚温；

3. 咽干、烦躁、吐逆等阴液不足征象;

4. 舌淡红,苔少乏津,脉弦紧或细数。

本方主治津液受损、阴血不足、筋脉失濡所致诸证。肝为刚脏,主筋脉,肝气急则筋脉拘急;阴虚血少,血滞脉络,痹阻不通则痛,《黄帝内经》曰:"肝苦急,即食甘以缓之,以酸泻之。"故治以柔肝舒筋,缓急止痛。方中白芍药补益肝脾,甘草补中益气,味甘缓急,二药合用,酸甘化阴,滋阴养血,缓急止痛。该方具有多种作用:一是缓急止痛,两者配伍发挥协同作用,使缓急止痛作用更强、更持久;二是柔肝益脾;三是酸甘化阴,以补阴血;四是通顺血脉,破除血瘀。临床上不论何种病因,只要有拘急疼痛,均可使用本方解痉止痛,待疼痛缓解后,再针对病因进行治疗,正所谓急则治其标,缓则治其本。

现代临床研究发现,芍药甘草汤具有明显解痉、镇痛、抗炎、解痉、止咳、平喘、抗变态反应、抗利尿及保肝等作用。杨俊国用芍药甘草汤治疗中老年慢性结肠炎 128 例,疗效显著;厉为广以芍药甘草汤加味治疗胃、十二指肠溃疡 170 例,有效率 96.47%;徐晓荣以芍药甘草汤为主治疗气血虚弱型便秘60 例,随证加味,总有效率 100%;李志沧等运用芍药甘草汤合二妙散加味治疗化热型风湿性关节炎 40 例,治疗 10 天后,近期治愈 39 例,占 97.5%,显效1 例,占 2.5%;崔公让用芍药甘草汤加味治疗急性期血栓性浅静脉炎证属湿热下注者,取得良好疗效;王世彪运用芍药甘草汤加味治疗小儿遗尿症126 例,总有效率 97.6%;邸琳等用急性肝损伤昆明种小鼠模型实验表明,芍药甘草汤 20 g/kg、10 g/kg、5 g(生药)/kg 灌胃给药,对四氯化碳引起的小鼠血清谷丙转氨酶(ALT)活性升高有显著的抑制作用,可降低四氯化碳中毒小鼠血清中丙二醛(MDA)水平,对扑热息痛和硫代乙酰胺所致的肝损伤小鼠血清中谷丙转氨酶(ALT)和谷草转氨酶(AST)活性升高有明显的降低作用,对酒精所致的肝损伤小鼠血清中 ALT 和 AST 升高有明显的降低作用。

炙甘草汤方证分析

【原方】 甘草四两（炙）　生姜三两（切）　人参二两　生地黄一斤　桂枝三两（去皮）　阿胶二两　麦门冬半升（去心）　麻仁半升　大枣三十枚（擘）

【服法】 上九味，以清酒七升，水八升，先煮八味，取三升，去滓，内胶烊消尽。温服一升，日三服。一名复脉汤。

病案：杨某，女，68岁，2017年1月4日以"心慌半年余，加重1周"为主诉就诊。患者既往有冠心病史20余年，平素口服参松养心胶囊、阿司匹林肠溶片及杞菊地黄丸，病情稳定，约半年前出现心中悸动不安，时有胸闷、乏力等症，服上药后症状有所减轻，但未痊愈，1周前上述症状逐渐加重，加大药量亦无明显缓解，遂来就诊。刻下症见：心悸不安，夜间及劳累后加重，时有胸闷，乏力，畏寒，神疲，纳少，入睡困难，夜间睡眠时间不足4小时，易惊醒，二便可，舌体有裂纹，舌淡苔薄少，脉结代，查心电图示窦性心律不齐。

四诊合参，诊断为太阳病炙甘草汤证，证属阴阳两虚，遂予炙甘草汤加味：炙甘草20 g，党参15 g，生地黄30 g，麦冬18 g，桂枝10 g，火麻仁20 g，阿胶10 g，远志9 g，益母草20 g，五味子9 g，酸枣仁20 g，7剂，水煎，日1剂，分早晚2次温服。1月14日复诊时患者诉服上药1剂后即感觉心慌明显减轻，夜间入睡较以前容易，胸闷、畏寒好转，睡眠时间可延长至5小时，劳累后仍可出现心前区不适，纳可，二便可，舌体有裂纹，舌淡苔薄白，脉沉结，守上方，生地黄减至20 g，加用鸡血藤15 g，连服20剂。2月15日三诊，患者诉心慌基本消失，劳累后偶可出现，但不影响生活，未诉胸闷、畏寒，纳眠可，二便可，舌淡苔白，有裂纹，脉沉细，守1月14日方，加当归10 g，继服15剂，诸症皆愈。

炙甘草汤见于《伤寒论·辨太阳病脉证并治》第177条："伤寒，脉结代，

心动悸,炙甘草汤主之。"本方方证要点是:

1. 太阳病;

2. 心动悸,甚则心中剔剔、怔忡不安,不能自控,多于活动后加重;

3. 神疲倦怠,虚羸少气;

4. 舌体较小,有时可见裂纹,舌质淡,少苔或无苔;脉结代,虚而无力。

本证是因阳虚不能宣通脉气,阴虚不能营养心血所致,为气血阴阳并补之方剂。方中重用炙甘草以益气健脾、养心复脉,生地黄入心、肝、肾经,既可滋阴养血,又可充养心脉,共为君药;人参补肺健脾,大枣益气和中,以助气血生化之源;阿胶、麦冬、麻仁均为滋阴养心血之要药,共为臣药;桂枝、生姜辛温走窜,温经通脉,可温心阳、通血脉,为佐药;原方中再辅之以清酒温通血脉,以助药力,为使药。全方温而无化燥之虞,补而无碍胃之患,使气血充足,阴阳调和,共奏益气养血、通阳复脉之功,故本方又名为复脉汤。吴鞠通在《温病条辨》一书中据此方而创制加减复脉汤:在炙甘草汤基础上去温阳之参、枣、桂、姜,加入养血敛阴之白芍,将阴阳并补之方剂变为滋阴养血之方,其主要功效变为滋阴养血、生津润燥,主治温病后期邪热羁留、阴液亏虚之症。

历代医家均对此方有过研究,并做出过很多经典阐释与发挥,成无己于《注解伤寒论》中认为炙甘草汤"益虚补血气而复脉",其功效当为气血双补。王焘在《外台秘要》提出:"疗肺痿涎唾多,心中温温液液者,炙甘草汤方。"吴谦于《医宗金鉴》中直言本方:"补中、生血、复脉为急,通行营卫为主也。"《吴医汇讲》:"仲师用炙甘草汤,有桂、酒、地、麦、胶、麻之品,非阳根于阴,汗化于液,云腾致雨之妙乎? 未可谓其未及也。"喻嘉言曰:"此仲景伤寒门中之圣方也。《千金翼》用治虚劳,《外台》用治肺痿。究竟本方所治,亦何止二病哉?《外台》所取,在于益肺气之虚,润肺金之燥。至于桂枝辛热,似有不宜。不知桂枝能通营卫,致津液,则肺气能转输,涎沫以渐而下,尤为要紧,所以云治心中温温液液也。"

现代研究发现炙甘草汤能够增强儿茶酚胺的释放量,抑制血栓形成,改善微循环,因此被广泛运用于冠心病、心肌炎、风湿性心脏病、肿瘤放化疗之后、心律失常等疾病的治疗。吴芳运用炙甘草汤原方治疗心律失常80例,总有效率97.5%;白建宏采用随机对照试验,研究炙甘草汤加减方治疗室性期前收缩36例,总有效率91.67%;李雪等运用炙甘草汤加减治疗房颤28例,总有效率89.3%;蒋晓霞采用炙甘草汤联合环磷腺苷葡胺注射液治疗病毒性心肌炎21例,总有效率95.24%;赵静等采用炙甘草汤加减方治疗气虚血少型月经不调51例,总有效率90.38%;陶志广采用炙甘草汤原方治疗肺癌晚期咳嗽,疗效可靠,获益良多。

五苓散方证分析

【原方】 猪苓(去皮)、白术、茯苓各十八铢 桂枝半两(去皮) 泽泻一两六铢

【服法】 上五味,捣为散,以白饮和服方寸匕,日三服。多饮暖水,汗出愈。

病案一:王某,女,75岁,2018年1月3日以"心慌、胸闷2周,加重2天"为主诉就诊。现病史:患者2周前无明显诱因出现心慌、胸闷症状,动则喘甚,偶有胸痛,查心电图示:窦性心率,心动过缓(49次/分),未予治疗。2天前上述症状加重,并伴有头晕、面部浮肿,遂来就诊。刻下症见:心胸部痞闷不舒,偶有胸痛,头晕,面部浮肿,眼睑尤甚,饮食欠佳,渴欲饮水,睡眠差,小便少,大便干。舌淡,苔白腻,脉迟。患者既往脑梗死、高血压病史,平素自行服用硝苯地平缓释片降压。

四诊合参,诊断为太阳病五苓散证,予五苓散加减:茯苓30 g,猪苓20 g,泽泻30 g,桂枝12 g,白术18 g,7剂,日1剂,水煎,早晚分服。1月10日复诊,诉服药后胸痛减轻,头晕症状明显缓解,面部浮肿明显减轻,饮食睡眠好转,二便可。舌淡,苔白腻,脉迟。予原方3剂继续服用,后回访患者诉诸症皆除,血压平稳。

病案二:金某,女,52岁,1992年1月15日就诊。主诉下肢水肿,按之凹陷不起,时轻时重。小便不利、色如浓茶,排尿时见足跟麻木。口渴、胸闷、气上冲咽、腰酸、困倦无力、时发头晕。舌体胖大,苔白,脉弦无力。遂辨为气虚受湿,膀胱气化不利,水湿内蓄之证,治应补气通阳,化湿利水。以五苓散加党参:茯苓30 g,猪苓20 g,白术10 g,泽泻20 g,桂枝12 g,党参12 g。服3剂,小便畅利,下肢水肿随之消退,口渴与上冲之症皆愈。本方名为春泽汤,实为五苓散加党参,用五苓散洁净府以通足太阳之气,渗利水湿

从小便而出。加党参者,复振气化之机,佐桂枝之温通,则水能化气,输布津液于周身。(选自《刘渡舟医案全集》)

五苓散为治疗太阳蓄水证的主方,出自《伤寒论》,书中涉及此方证之条文8条,加上《金匮要略》中的3条,共计11条。集中论述五苓散证是在71~74条,认为有表里证,脉浮、微热为汗不如法,表邪不解;口渴多饮,小便不利,为膀胱气化不行。蓄水甚者,出现水入即吐的水逆症状。

《伤寒论·辨太阳病脉证并治》第156条也有论之:"本以下之,故心下痞,与泻心汤,痞不解,其人渴而口燥烦、小便不利者,五苓散主之。"和前条诸症相同。本方方证要点是:

1. 太阳病;

2. 微热消渴,小便不利;

3. 汗出烦躁,或胀满跗肿,或水入即吐;

4. 舌淡,苔黄,脉浮数。

现代对此方的临床应用颇为广泛,常用于治疗急慢性肾炎、特发性水肿、肝炎、肝硬化腹水、急慢性肠炎、泌尿系感染、心脏病、眩晕病、高血压病等,这些病症的病理本质都与水液气化不利、代谢异常有关。如陶永月将此方加味用于内耳眩晕病的治疗,共治34例,连用3~39剂,症状全部消失;陈德安用本方加减治疗单纯性下肢水肿,共治27例,14天内全部消肿,其中19例在7天内水肿消退;王豪运用五苓散治疗顽固性头痛患者58例,其中男37例,女21例,结果显示58例中,临床治愈者(头痛消失,随访1年以上未再复发)49例,占84.5%,有效者(头痛明显改善)8例,占13.8%,总有效率98.3%。现代药理实验研究也已证实,本方具有显著的利尿作用,能调节机体的渗透压感受器,调节水、电解质的代谢;同时还能扩张血管,起到稳定而相对持久的降压作用。

桃核承气汤方证分析

【原方】 桃仁五十个(去皮尖) 大黄四两 桂枝二两(去皮) 甘草二两(炙) 芒硝二两

【服法】 上四味,以水七升,煮取二升半,去滓,内芒硝,更上火,微沸下火。先食温服五合,日三服。当微利。

病案:孙某,女,46 岁,2017 年 4 月 13 日以"反复失眠 10 余年,加重 1 个月"为主诉就诊。现病史:患者 10 余年前出现夜间入睡困难,反复发作,需服用安眠药方可入睡。1 个月前症状加重,彻夜不眠,他医给予氢溴酸西酞普兰片(早 1 片,20 mg)、盐酸米安色林片(晚 1/3 片,10 mg)、解郁丸(1 袋/1 次,日 3 次),服药期间睡眠可稍好转,停药辄复,为求中医药治疗,遂至门诊就医。刻下症见:夜间入睡困难,睡眠时间不足 3 小时,甚者彻夜不眠,烘热,手脚发热,面色较暗,情绪焦躁,言语激动,平素月经量少,色暗,有血块,痛经,现月经 2 个月未至,口干、口渴不喜多饮,纳差,小便可,大便干。舌质暗,舌下脉络瘀曲,苔白稍腻,脉弦涩。

四诊合参,诊为太阳病蓄血轻证,方用桃核承气汤加味:炒桃仁 20 g,大黄 10 g,芒硝 6 g,桂枝 10 g,甘草 10 g,黄连片 12 g,肉桂 6 g,5 剂,水煎,日 1 剂,分早晚 2 次温服。4 月 19 日复诊,患者诉夜间睡眠时间延长至 4～5 小时,仍有醒后不易入睡,面色稍有改善,月经未至,腹胀,纳差,舌暗,舌下脉络瘀阻,脉沉无力,上方改大黄为 6 g,去肉桂、黄连,加炒神曲 30 g,炒山楂 30 g,7 剂,水煎,日 1 剂,分早晚 2 次温服。5 月 4 日三诊,患者诉夜间睡眠时长 5～6 小时,白天精神状态较好,面色明显改善,经至 1 天,无痛经,颜色红,舌暗较前减轻,舌下脉络瘀阻明显减轻。患者经期不适宜用此方,嘱其经后守上方继服 10 剂,煎服法同前。5 月 20 日四诊,患者夜间睡眠时间稳定在 5～6 小时,诉此次月经量较前明显增加,颜色红,少量血块,经期无腹痛,舌尖红,舌苔白,脉沉。嘱守上方继服 15 剂,1 个月后随访,诸症全无。

桃核承气汤见于《伤寒论·辨太阳病脉证并治》第 106 条:"太阳病不解,热结膀胱,其人如狂,血自下,下者愈。其外不解者,尚未可攻,当先解其外。外解已,但少腹急结者,乃可攻之,宜桃核承气汤。"本方方证要点是:

1. 太阳病;

2. 少腹急结,按之痛甚或拒按;

3. 烦躁,其人如狂,面色多暗,夜间入睡困难,或烘热,口干口渴,大便干,或月经量少,色暗,有血块,痛经,经期延后等;

4. 舌质红或暗,舌下脉络瘀曲,脉沉实或弦涩。

本方主要用来治疗太阳病蓄血轻证。方中桃仁苦甘平,归心、肝、大肠经,有活血祛瘀、润肠通便的功效,《神农本草经》谓之"主瘀血,血闭症瘕";大黄苦寒,主入胃、大肠、肝经,泄热攻积,逐瘀通经,二者合用,泄热下瘀之效增,共为君药。芒硝咸苦寒,归胃、大肠经,善清热泻火、润燥软坚,助大黄泻热通便;桂枝辛甘温,归心、肺、膀胱经,温通经脉以助桃仁活血祛瘀,温通助阳化气以防大黄、芒硝寒凉之痹,共为臣药。炙甘草为使,益胃和中,缓和药性。诸药合用,共奏逐瘀泻热之功。服后微利,诸症自除。

本方临床运用需与桂枝茯苓丸相鉴别,桂枝茯苓丸为《金匮要略》治疗妇人妊娠杂病的主方。两者均可治疗瘀血证,桃核承气汤主治瘀热互结证,而桂枝茯苓丸主治气滞血瘀证,两者方证要点均有腹痛、血瘀、精神症状等。桃核承气汤所治多为少腹疼痛拘急,胀满,拒按;桂枝茯苓丸所治多为少腹刺痛,痛处固定不移,且桃核承气汤的精神症状较重,原文描述为"其人如狂",有口干口渴、烘热、大便干结等实热症状。

现在临床对本方运用有所发展,陈源等临床运用桃核承气汤合小柴胡汤治疗脑梗死后认知障碍后遗症 60 例,总有效率 88.33%;于文慧等研究认为桃核承气汤加减对动脉硬化闭塞症有效;许阿亮等临床运用桃核承气汤加减治疗慢性肾衰竭 60 例临床观察,总有效率 90%;王力等研究发现桃核承气汤对提高盆腔炎大鼠局部免疫力有一定的作用;徐小林临床运用发现,桃核承气汤治疗卵巢囊肿效果显著;古玉梅等研究发现加味桃核承气汤能够抑制动脉粥样硬化的进展,起到防治糖尿病大血管病变的作用;吴峰等研究发现桃核承气汤可以在急性胰腺炎并发腹腔高压的非手术治疗中发挥积极重要的作用。

抵当汤方证分析

【原方】　水蛭(熬)、虻虫(去翅足,熬)各三十个　桃仁二十个(去皮尖)　大黄三两(酒洗)

【服法】　上四味,以水五升,煮取三升,去滓。温服一升,不下更服。

病案:李某,女,33 岁,以"头痛、失眠 3 年,加重 10 天"为主诉来诊。患者 3 年前出现偏头痛,夜间入睡困难,10 天前病情加重,自述太阳穴位置疼痛如裂,辗转反侧彻夜不眠,服用右佐匹克隆片和止痛片可稍稍入睡。刻下症见:头痛,心烦躁扰,伴腹胀、辘辘有声,口干渴,纳可,小便可,大便偏干,失眠,舌质暗,舌下脉络瘀阻,苔白,脉沉无力。

四诊合参,诊为太阳病蓄血重证,证属瘀热互结,给予血府逐瘀汤加味:当归 15 g,地黄 20 g,炒桃仁 15 g,红花 12 g,枳壳 15 g,甘草 10 g,赤芍 15 g,柴胡 20 g,川芎 15 g,桔梗 12 g,川牛膝 15 g,炒神曲 30 g,4 剂,水煎,日 1 剂,分早晚 2 次温服,日 1 剂。二诊,患者诉头痛减轻,仍有夜间烦躁,咽干口渴,纳可,睡眠未见好转,舌质暗,苔白腻,改方为抵当汤:水蛭 6 g,虻虫 6 g,大黄 6 g,桃仁 12 g,3 剂,水煎服,日 1 剂。三诊,患者诉头痛已好大半,入睡好转,夜间烦躁明显好转,腹胀减轻,二便正常,服药后无明显不适,守二诊方制丸继服。1 个月后随访,患者头痛已愈,月经比药前血色正常,睡眠好转,舌质暗较前明显好转,腹胀消,二便调,余亦无不适。

抵当汤见于《伤寒论·辨太阳病脉证并治》第 124 条:"太阳病六七日,表证仍在,脉微而沉,反不结胸,其人发狂者,以热在下焦,少腹当硬满,小便自利者,下血乃愈。所以然者,以太阳随经,瘀热在里故也,抵当汤主之。"第 125 条:"太阳病,身黄,脉沉结,少腹硬;小便不利者,为无血也;小便自利,其人如狂者,血证谛也,抵当汤主之。"《伤寒论·辨阳明病脉证并治》第 237

条:"阳明证,其人喜忘者,必有蓄血。所以然者,本有久瘀血,故令喜忘。屎虽鞕,大便反易,其色必黑者,宜抵当汤下之。"第257条:"病人无表里证,发热七八日,虽脉浮数者,可下之。假令已下,脉数不解,合热则消谷喜饥。至六七日不大便者,有瘀血,宜抵当汤。"本方方证要点是:

1. 太阳病;

2. 少腹硬满,拒按;

3. 其人发狂,或喜忘,或心烦,或身黄,或卧起不安;

4. 小便自利,大便硬结,或色黑,甚则如柏油状;

5. 舌质红或紫,舌下脉络迂曲,脉涩而沉结。

抵当汤中水蛭、虻虫善走窜经脉、破血逐瘀;桃仁活血化瘀;大黄清热凉血、逐瘀通经。四药相合,集破血逐瘀药于大成,瘀下血行则愈。服汤后"不下更服"指明药后当以下利瘀血为效,得下则止。

本方主要用于蓄血证的治疗,蓄血证有太阳蓄血证和阳明蓄血证。太阳蓄血证为太阳表邪未解,邪气随经入里化热,热与瘀血结于下焦,且有形瘀血已成,瘀重于热,则见少腹急结或硬满;瘀热互结,上扰心神,神志混乱则见发狂。阳明蓄血证为阳明邪热入里,与胃肠久之瘀血结于肠内,瘀血不去,新血不生,则心神失养,以致喜忘;邪热伤津,故见大便硬结;血瘀则见大便色黑,如柏油状。太阳蓄血证多为新瘀,病位在下焦膀胱,辨其小便利与不利;而阳明蓄血证本有旧瘀,病位在胃肠,辨其大便黑与不黑、难与不难,二者证候虽有差异,但究其病机均为邪热与瘀血相结,均可用抵当汤以泻热破血逐瘀。

太阳蓄血证和太阳蓄水证,皆有少腹症状。太阳蓄血证为瘀血与邪热结于下焦,病在血分,无关乎气化,故小便自利,有如狂或发狂,治当下之;太阳蓄水证病在气分,膀胱气化不利,水蓄下焦,气化不利,故见小便不利,可有口渴、消渴等表现,治以温阳化气利水。

太阳蓄血有桃核承气汤证、抵当汤证、抵当丸证三证,皆是太阳表邪不解,随经入里化热,与血结于下焦所致。三者均可见神志异常、少腹满、小便自利、舌脉有瘀血征象。临证时,如邪热与血初结,瘀未成形或瘀初成而尚轻浅,外邪已解,热重瘀轻,症见少腹急结、其人如狂者,用桃核承气汤泻热化瘀;如血热久结,瘀已成形,瘀重于热,症见发狂或如狂,少腹硬满,或身黄,脉沉结者,宜抵当汤破血逐瘀;如瘀热互结,热微瘀缓,症见少腹满,有热者,用抵当丸化瘀缓消。

现代临床多用本方治疗顽固性瘀血证,如月经不调或闭经、症瘕积聚,顽固性偏头痛,脑外伤后遗症,跌打损伤后瘀血凝滞等病症。李纪乐在给予盐酸多奈哌齐片基础上采用抵当汤原方治疗早期老年痴呆,观察患者临床疗效和 MMSE、ADL、CDR 评分的影响,其总有效率 85.00%,可显著改善患者认知功能和日常生活自理能力;朱朝萍等应用加味抵当汤治疗妊娠 7 周内药物流产不全,治愈率达 91.4%;陈成博应用抵当汤加味治疗慢性前列腺炎,总有效率 77.78%;王康锋等通过实验研究发现抵当汤可以改善阿尔茨海默病大鼠的学习记忆能力;丁宁等实验发现抵当汤能改善高脂饮食胰岛素抵抗大鼠的胰岛素敏感性,可调节血脂,防治脂代谢紊乱。

防己黄芪汤方证分析

【原方】 防己一两　甘草半两(炒)　白术七钱半　黄芪一两一分(去芦)

【服法】 上剉麻豆大,每炒五钱匕,生姜四片,大枣一枚,水盏半,煎八分,去滓,温服,良久再服。喘者加麻黄半两,胃中不和者加芍药三分,气上冲者加桂枝三分,下有陈寒者加细辛三分。服后当如虫行皮中,从腰下如冰,后坐被上,又以一被绕腰以下,温令微汗,瘥。

病案一:孙某,男,36 岁,2017 年 8 月 23 日以"面部浮肿伴面及唇色晦暗半年"为主诉至门诊就诊。现病史:患者半年前无明显诱因出现面部浮肿,伴面及唇色晦暗,无下肢浮肿,无小便不利等,未服用任何药物治疗。既往史:肾囊肿病史 1 年。刻下症见:面部稍浮肿,面色晦暗,唇色紫暗,眼周深暗,呈明显"黑眼圈",身体困倦,乏力,平素足凉怕冷,时有汗出,恶风,长期熬夜,眠差,饮食可,二便调,舌淡苔白腻,脉细。

四诊合参,辨为太阳病防己黄芪汤证,予防己黄芪汤:防己 10 g,黄芪 30 g,白术 12 g,生姜 12 g,甘草 9 g,大枣 10 g,7 剂,水煎,日 1 剂,分早晚 2 次温服。8 月 30 日复诊,患者面部浮肿减轻,面色唇色均有改善,睡眠改善,仍有肢体困重等症状,守上方继服 7 剂。9 月 7 日三诊,患者面色、唇色较前明显改善,诉身体困重感减轻,自觉体力恢复,眼周颜色仍稍暗,守上方,继服 10 剂。9 月 17 日四诊,面部浮肿消,唇色红润,眼周围颜色正常,无乏力困倦,无畏寒怕冷,无其他不适,守上方,继服 5 剂,以巩固治疗。

病案二:李某,女,55 岁,2017 年 9 月 15 日以"双下肢水肿 2 个月"为主诉至门诊就医。现病史:患者 2 个月前无明显诱因出现双下肢浮肿,继而出现颜面部稍浮肿,下肢关节、肌肉疼痛,平时易汗,口渴但不多饮,未服用中西药物治疗,近日症状加重,遂来就诊。刻下见:患者体型偏胖,面目虚浮色暗,自汗,双下肢中度水肿,按之凹陷,身困乏力,下肢关节、肌肉疼痛,纳差,眠差,大便不爽,小便少,舌淡胖,苔白,脉细弱。

辨为太阳病防己黄芪汤证,遂予防己黄芪汤加味:防己 10 g,黄芪 30 g,炒白术 12 g,益母草 20 g,冬瓜皮 20 g,生姜 12 g,甘草 9 g,大枣 10 g,7 剂,水煎,日 1 剂,分早晚 2 次温服。患者下肢水肿明显减轻,小便量增,身困乏力有所缓解,守上方,继服 7 剂。三诊,患者下肢水肿明显减轻,下肢肌肉、关节疼痛缓解,多汗减轻,小便正常,守上方,继服 10 剂。四诊,颜面及下肢水肿消失,诉仅有轻微下肢关节疼痛,余无不适,守上方继服 10 剂,以巩固治疗。

防己黄芪汤出自《金匮要略·水气病脉证并治第十四》第 22 条:"风水,脉浮身重,汗出恶风者,防己黄芪汤主之"。《外台秘要》用本方治疗"腰以下当肿及阴,难以屈伸"。本方方证要点是:

1. 太阳病;

2. 汗出恶风等太阳中风证;

3. 浮肿,以下肢为甚,身困重,面色暗,小便不利或小便少;

4. 下肢关节疼痛,甚者难以屈伸;

5. 舌淡苔白,脉浮。

《医宗金鉴》:"脉浮者,风也,身重,湿也。"本方治疗因表虚致风湿乘虚而入,伤于肌表,郁于肌腠,日久致阳虚寒生之证。魏念庭《金匮要略方论本意》:"防己宣风除湿之品,大不同于麻黄之用,除湿祛风,而全无解散之性,可见此证汗出恶风,虚寒之象已露,即不敢妄为发汗,以亡其久弱之阳矣。凡在湿家内因寒湿者,可以概以此为例乎。"方中以黄芪、防己为君,黄芪甘温,补气固表,利水消肿,防己苦寒,归肺、膀胱经,利水消肿,祛风止痛,两者相合,祛邪而不伤正,益气而不留邪;白术苦甘温,归脾、胃经,有健脾益气、燥湿利水的功效,以助君药利水祛邪、益气固表,为臣药;姜、枣调和营卫,共为佐药;甘草为使,益气和中,调和诸药。诸药相伍,扶正与祛邪兼顾,服后如虫行皮中,及从腰下如冰,皆湿邪下行之证,如此使风湿俱去,诸症自除。

现代临床研究表明,本方适用于水肿、肥胖症、糖尿病坏疽、汗出异常、慢性肾小球肾炎、心源性水肿、风湿性关节炎等多种疾病。卢国军运用防己黄芪汤加减治疗原发性肾病综合征 18 例,总有效率 94.44% ;郭继芳运用防己黄芪汤合真武汤治疗气虚血瘀型慢性心力衰竭 40 例,总有效率 82.5% ;曾维铨运用防己黄芪汤联合治疗骨性关节炎 30 例,总有效率 88.57% ;张爱民运用防己黄芪汤联合治疗风湿性关节炎 30 例,总有效率 96.43% 。

桂枝茯苓丸方证分析

【原方】 桂枝、茯苓、牡丹(去心)、芍药、桃仁(去皮尖,熬)各等分

【服法】 上五味,末之,炼蜜和丸,如兔屎大,每日食前服一丸,不知,加至三丸。

病案:马某,女,38岁,教师,2017年05月23日以"间断性少腹刺痛3个月"为主诉就诊。现病史:3个月前患者无明显诱因出现少腹刺痛,腰部酸困,未予重视,3个月来腹痛持续不解,遂至就诊。刻下症见:少腹刺痛,疼痛部位固定,腰部酸困感,自觉两上肢发凉,久坐或长时间行走后双下肢水肿,按之凹陷,口腔有异味,纳眠差,面色暗,小便可,大便干,2~3日一行,舌质暗,舌体胖大边有齿痕,苔白,脉弦细涩。患者平素情绪波动较大,时有烦躁,月经不规律,量少,色紫暗,经行腹部刺痛。既往史:慢性宫颈炎,子宫肌瘤,乳腺增生,双下肢动脉血管硬化,7个月前因宫外孕行左侧输卵管切除术。

四诊合参,诊断为腹痛气滞血瘀证,遂予桂枝茯苓丸加味:桂枝12 g,茯苓20 g,炒桃仁15 g,赤芍药20 g,牡丹皮15 g,当归10 g,川芎12 g,白术15 g,泽泻15 g,7剂,每日1剂,水煎,分早晚2次服。复诊时患者诉服药后腹痛较前明显缓解,两上肢发凉较前好转,睡眠较前改善,二便调,仍有腰部酸困感。舌质红,苔薄,脉弦细。守上方加丹参20 g,焦山楂30 g,继服7剂,腹痛症状消失。

桂枝茯苓丸是治疗妇人妊娠杂病的主方,《金匮要略·妇人妊娠病脉证并治第二十》第2条:"妇人宿有癥病,经断未及三月,而得漏下不止,胎动在脐上者,为癥痼害……所以血不止者,其癥不去故也,当下其癥,桂枝茯苓丸主之。"古医籍对桂枝茯苓丸的记载论述,多见于妇人妊娠病,从案例报道和

临床经验看,使用本方治疗疾病时,不必局限,只要把握好方证要点,均可取得良好疗效。本方方证要点是:

1. 太阳病;

2. 腹痛:多为刺痛,痛处固定不移,按压痛甚,夜间加重。

3. 血瘀:或表现为肿块,部位多固定;或出血,多量少而不畅,色紫暗,或夹有瘀血块;或伴有面色紫暗,皮肤粗糙,口唇、爪甲青紫等;

4. 精神不安,心烦躁扰、失眠等;

5. 舌质紫暗,或有瘀点、瘀斑,舌下脉络青紫,脉涩。

该患者虽不属妇人妊娠病,但结合其症状、体征、舌脉,加之既往子宫肌瘤、宫外孕史,病机属气滞血瘀,符合方证分析,故以桂枝茯苓丸为主方治之,亦收满意疗效。方中桂枝温阳通脉,桃仁、牡丹皮活血化瘀,赤芍药调营养阴,茯苓利水渗湿,全方泻中寓补,活血化瘀而不伤正。

现代研究发现,桂枝茯苓丸在抗血小板聚集、抗炎、调节内分泌、镇痛、抗肿瘤等方面均有良好的治疗作用,广泛应用于子宫内膜增生、银屑病、肺纤维化、间质性肺炎、肺动脉高压、下肢深部静脉血栓形成、糖尿病肾病等病症的治疗。黄煌运用桂枝茯苓丸治疗痤疮临床疗效颇佳;王佟等通过实验发现桂枝茯苓丸能够通过抑制前列腺细胞增殖,促进消亡,从而有效抑制良性前列腺增生;廖英等运用桂枝茯苓丸加减治疗子宫腺肌病52例,总有效率92.3%;康海英运用桂枝茯苓丸加减治疗痛风42例,能够显著降低血尿酸水平,缓解炎症反应,总有效率高达97.6%。

阳明病

白虎汤方证分析

【原方】　知母六两　石膏一斤(碎,绵裹)　甘草二两(炙)
粳米六合

【服法】　上四味,以水一斗,煮米熟,汤成,去滓。温服一升,
日三服。

病案一:孙某,女,3岁。出麻疹后,高热不退,周身出汗,一身未了,又出
一身,随拭随出,与《伤寒论》所说"溅溅汗出"之证极为相似。患儿口渴唇
焦,饮水不辍。视其舌苔薄黄,切其脉滑数流利。辨为阳明气分热盛而充斥
内外。治急当清热生津,以防动风痉厥之变。处方:生石膏30 g,知母6 g,炙
甘草6 g,粳米一大撮。服1剂即热退身凉,汗止而愈。(选自《刘渡舟医
案》)

病案二:徐某,男,26岁,2015年7月3日以"高热伴大汗出2天"为主诉
就诊。现病史:患者2天前剧烈运动后温水沐浴,后于空调下贪凉,夜里即出
现高热,量体温39.5 ℃,伴有周身酸痛,至社区医院肌内注射退热针(具体
不详)后汗出退热。次日再次出现高热39.3 ℃,自行口服退热药后,汗出热
退,症状反复,遂来就诊。刻下症见:面色潮红,口唇干燥,头身汗出,时测体
温38.6 ℃,伴头痛、咽干、渴欲饮水,小便黄,大便干,舌质红,苔白腻,脉滑
数。四诊合参,诊断为阳明病白虎汤证,投以白虎汤:石膏40 g,知母15 g,炙
甘草12 g,粳米30 g,3剂,水煎,日1剂,分早晚2次温服。7月6日复诊
诉服上方2剂后热势消,3剂后诸症皆愈。告知病人不需再服药,考虑大热

大汗,伤及气阴,嘱其多饮水,清淡饮食调理即可。

白虎汤首次出现是在《伤寒论·太阳病脉证并治》第176条:"伤寒脉浮滑,此以表有热,里有寒,白虎汤主之。"继而是在《伤寒论·阳明病脉证并治》第219条:"三阳合病,腹满身重,难以转侧,口不仁,面垢,谵语遗尿。发汗则谵语,下之则额上生汗,手足逆冷。若自汗出者,白虎汤主之。"第三次是在《伤寒论·厥阴病脉证并治》第350条:"伤寒脉滑而厥者,里有热,白虎汤主之。"本方方证要点是:

1. 阳明病;

2. 身热、汗出;

3. 烦渴欲饮;

4. 舌质红,苔干少津,脉浮滑或洪大。

本方是治疗阳明病表里俱热的经典方,所治之证乃阳明热盛,充斥内外所致,典型证候即阳明四大证:大热、大汗、大渴、脉洪大,也是阳明热证的辨证要点。其病机起于三阳合病,由于邪热内盛,胃气不能通畅,因而腹满;热盛伤津耗气,故身重难以转侧;胃之窍出于口,胃热炽盛,津液受灼,则口不仁;而阳明经上连面部,热势上蒸,则面部如蒙污垢;脉洪大为里热炽盛之象。治疗当直清里热,除烦生津,即所谓的"三阳致病,独清阳明"。本方名曰白虎汤,白虎为中国古代神话中的四大神兽之一,用以名汤,喻其清热之力浩大。本方治疗三阳合病,"腹满身重,难以转侧"需和柴胡龙骨牡蛎汤相鉴别,后者为少阳病,多有"胸满烦惊,谵语"等情志因素。

本方是中医清气透热的代表方,常用于治疗瘟疫、热病、胃热、咳嗽、发斑及小儿疱疮瘾疹、伏热等气分热证。现代广泛应用于临床多个病种,主要用于治疗急性传染性和感染性疾病,如流行性出血热、流行性乙型脑炎、细菌性或病毒性肺炎、钩端螺旋体病,以及流感、急性菌痢、麻疹、败血症、中暑、原因不明的高热等,凡表现为气分热炽,而尚未形成阳明腑实者,用本方皆可取效。如李勇对43例病毒性感冒高热患者(口服常用抗病毒药疗效不佳)给予白虎汤加减治疗,治愈率明显高于单纯的抗病毒治疗;孔令海等通过对30例患有狼疮肾炎、肾病综合征的患者治疗观察,发现白虎汤加减治疗肾病发热,尤其是对激素治疗无效者,疗效确切;何红玲运用白虎汤治疗脑出血急性期及合并中枢性高热患者 36 例,总有效率 88.89% ,明显高于该症临床常用的物理降温治疗方法;唐传锋观察本方加味治疗小儿病毒性脑炎,结果显示在西医治疗基础上给予本方加味治疗,能明显减轻临床症状,疗效明显优于单纯西药治疗。

白虎加人参汤方证分析

【原方】 知母六两 石膏一斤(碎,绵裹) 甘草(炙)二两 粳米六合 人参三两

【服法】 上五味,以水一斗,煮米熟汤成,去滓。温服一升,日三服。

病案一:王某,男,60岁,2014年7月12日来诊。症见口渴喜冷饮,饮后复渴,纳差,便干,小便黄,时有背部正中恶寒恶风,追问之有糖尿病史3年余,切脉洪大,望舌红津少无苔,遂诊为白虎加人参汤证,给予原方7剂而诸症皆除,嘱其监测血糖、尿糖,维持正常范围。

病案二:刘某,女,50岁,1965年7月10日初诊。因天热汗出,晚上睡着后受凉,昨天早起即感两腿酸痛、头晕身重、口渴无汗,自服复方乙酰水杨酸片1片,后大汗不止,而仍发热,不恶寒反恶热,自感口如含火炭,舌苔白,脉滑数。析:脉滑数,不恶寒反恶热,发热,大汗,阳明内外皆热。两腿酸痛,头身晕重,舌苔白,热伤津、热上扰。证属阳明病热盛津伤,治以清热生津,予白虎加人参汤:生石膏(同煎)60 g,知母15 g,炙甘草6 g,粳米30 g,生晒白人参9 g。服1剂汗止、渴减、热退,再1剂诸症已。(选自《胡希恕师徒三代经方医案解析》)

白虎加人参汤见于《伤寒论·辨太阳病脉证并治》第26条:"服桂枝汤,大汗出后,大烦渴不解,脉洪大者,白虎加人参汤主之。"本条文论述了太阳病,汗不得法,反助热化燥,邪入阳明,气津两伤发为白虎汤加人参汤证。亦见于《伤寒论·辨太阳病脉证并治》第168条:"伤寒若吐若下后,七八日不解,热结在里,表里俱热,时时恶风,大渴,舌上干燥而烦,欲饮水数升者,白虎加人参汤主之。"第169条:"伤寒无大热,口燥渴,心烦,背微恶寒者,白虎加人参汤主之。"第170条:"伤寒脉浮,发热无汗,其表不解,不可与白虎汤。

渴欲饮水,无表证者,白虎加人参汤主之。"第 222 条:"若渴欲饮水,口干舌燥者,白虎加人参汤主之。"以上四条皆为论述里热太盛,津气两伤的证治。另,《金匮要略·痉湿暍病脉证并治第二》第 26 条:"太阳中热者,暍是也。汗出恶寒,身热而渴,白虎加人参汤主之。"暍病,即伤暑,由外感暑热邪气引起,以发热自汗,烦渴溺赤,少气脉虚为主症,提出本方亦适用于暍病之热盛津气两伤证。本方方证要点是:

1. 阳明病;

2. 口舌干燥,渴而多引;

3. 神倦心烦,背微恶寒;

4. 舌红干,苔黄燥,脉洪数或洪大。

方中生石膏辛甘大寒,善清热泻火,除烦止渴,《用药心法》云:"胃经大寒药,润肺除热,发散阴邪,缓脾益气。"知母甘苦寒,归肺、胃、肾经,有清热泻火,生津润燥之功,李杲言:"知母,其用有四,泻无根之肾火,疗有汗之骨蒸,止虚劳之热,滋化源之阴。"二者合用以清热润燥。粳米甘平,入脾、胃经,可补中益气,健脾和胃,又能除烦渴;炙甘草补脾益气,又有调和诸药之功。人参养阴生津,扶助正气,既防邪深入,亦能防止大寒之药伤脾胃。张锡纯《医学衷中参西录》中有云"以生山药代粳米,则其方愈稳妥,见效亦愈速",临床可作为参考。

现代临床药理研究表明,白虎加人参汤具有解热、降血糖、抗炎抑敏、保护心肌、增强免疫力的作用,广泛应用于内科、妇科、儿科、皮肤病、五官科等疾病的治疗。内分泌系统如糖尿病、甲状腺危象、汗证、严重饥饿症;心血管系统如心肌炎、冠心病、心律失常;皮肤科如唇炎、泛发性脓包性牛皮癣、带状疱疹后神经痛;妇科如产后高热、外阴瘙痒;五官科如慢性咽炎、鼻出血、天行赤眼;对于热病如中枢性高热、顽固性高热、肿瘤性发热、产后高热等均有良好疗效。徐国叙等运用白虎加人参汤佐治胃热炽盛型 2 型糖尿病 30 例,总有效率 80.0%;陈海标运用本方加味治疗热退后自汗症 20 例,1 个疗程后总有效率 95.0%,2 个疗程后总有效率 100.0%;宾湘义运用本方治疗中枢性高热 29 例,显效 21 例,有效 7 例,无效 1 例;黄志芬运用本方加味治疗肿瘤性发热 30 例,临床总有效率 83.3%;周文瑾等运用本方加减治疗小儿腺样体肥大 30 例,临床总有效率 76.7% ;张继英等运用本方治疗伤暑热盛 20 例,轻者 3 剂痊愈,重者 5 ~ 6 剂痊愈。

大承气汤方证分析

【原方】 大黄四两(酒洗) 厚朴半斤(炙,去皮) 枳实五枚(炙) 芒硝三合

【服法】 上四味,以水一斗,先煮二物,取五升,去滓,内大黄,更煮取二升,去滓,内芒硝,更上微火一两沸。分温再服,得下,余勿服。

病案:刘某,女,27岁,2016年10月13日以"口腔溃烂伴腹部疼痛3天"为主诉就诊。患者近日因饮食过于辛辣,3天前舌尖开始出现白色溃烂点,未予重视,后溃烂点疼痛加重,难以咀嚼食物,并伴有口臭流涎、脐周腹部疼痛,为求治疗,遂来就诊。刻下症见:舌尖及面颊内有多处黄白色溃烂点,疼痛拒食,口有异味,烦躁汗出,小便黄,大便4日未行,脐周腹部疼痛拒按,舌红,苔黄,脉弦实有力。四诊合参,诊断为阳明病大承气汤证,治以通腑泻热,方用大承气汤:大黄15 g,厚朴12 g,枳实15 g,芒硝10 g,3剂,水煎,日1剂,分早晚2次温服。复诊时,患者诉服1剂后,解稀便5次,其味臭秽,烦躁止,腹痛减轻;再服2剂后口腔内溃疡疼痛减轻,口臭除,其他亦无不适。

大承气汤出自《伤寒论》,原文记载本方较多,前后共19条,其中《伤寒论·辨阳明病脉证并治》第220条:"二阳并病,太阳证罢,但发潮热,手足漐漐汗出,大便难而谵语者,下之则愈,宜大承气汤。"第241条:"大下后,六七日不大便,烦不解,腹满痛者,此有燥屎也。所以然者,本有宿食故也,宜大承气汤。"《金匮要略·腹满寒疝宿食病脉证治第十》第13条:"腹满不减,减不足言,当须下之,宜大承气汤。"本方方证要点是:

1. 阳明病;

2. 腹胀便闭,满痛拒按;

3. 潮热汗出甚或烦躁谵语;

4.舌质红坚,苔黄或燥干,脉沉或实。

此方为主治阳明热结证的基础方,所治之证是因邪热内结,气机阻塞不通所致,其证候特点可归纳为"热、燥、满、实"。邪热燥火侵袭阳明大肠,并与肠中糟粕相结,大便燥结阻塞;浊气不行,逆乱腹中,则腹满胀气;浊热内结,腑气阻滞,则腹痛拒按;浊热扰心,则烦躁、谵语;舌红,苔黄而燥干,脉沉实,皆为阳明热结之症。

小承气汤、调味承气汤皆为大承气汤的类方,三者合称"三承气汤"。大承气汤为"峻下剂",攻下之力较强,主治热、燥、满、实四证俱全之阳明热结重证,大黄苦寒泻热去实推陈致新,芒硝咸寒软坚润燥,通利大便,又用枳实、厚朴行气消痞;小承气汤不用芒硝,且三味同煎,又减枳实、厚朴用量,攻下之力较轻,主治痞、满、实而燥不明显之阳明热结轻证;调胃承气汤不用枳实、厚朴,虽后纳芒硝,但大黄、甘草同煎,故泻下之力较前二方缓和,称为"缓下剂",主治阳明燥热内结,有燥、实而无痞、满之证。

本方现代临床应用较为广泛,在治疗肠梗阻、急性出血性坏死性胰腺炎、急性阑尾炎、急性梗阻性化脓性胆囊炎、细菌性痢疾、胃自主神经功能紊乱、病毒性肝炎等疾病中疗效确切。现代药理研究证实其具有促进肠胃蠕动、调节血管通透性、降低血浆去甲肾上腺素水平、抑酸、保肝利胆、增强机体免疫力,以及抗炎、抗菌、抗病毒、止血等作用。杨先玉对66例粘连性肠梗阻患者口服本方加味治疗随访观察,其中46例随访3年未复发,20例半年至1年内复发1~3次不等,但每次使用大承气汤加味治疗均能解除梗阻症状;湖北省广济县人民医院用本方治疗急性肠梗阻115例,认为只要没有绞窄性肠梗阻的症状及体征,均可用此方治疗,结果治愈81例,占70.5%,总有效率99.2%;孙瑶通过本方与木糖对小鼠胃肠蠕动影响的比较,进行疗效评价,从而筛选出对肠蠕动有明显改善作用的药物,结果显示大承气汤组较木糖组对胃肠蠕动有明显的促进作用。

麻子仁丸方证分析

【原方】 麻子仁二升　芍药半斤　枳实半斤(炙)　大黄一斤(去皮)　厚朴一尺(炙,去皮)　杏仁一升(去皮尖,熬,别作脂)

【服法】 上六味,蜜和丸,如梧桐子大,饮服十丸,日三服,渐加,以知为度。

病案一:刘某,男,28岁。大便燥结,五六日一行。每次大便,困难异常,往往因用力太劳而汗出如雨。口唇发干,以舌津舐之则起厚皮如痂,撕则唇破血出。其脉沉滑,舌苔黄。辨证:是属胃强脾弱之脾约证。因脾荣在唇,故脾阴不足,则唇燥干裂。处方:麻子仁丸一料,服之而愈。(选自《伤寒十四讲》)

病案二:赵某,男,80岁,以"大便不畅2年余,加重11天"为主诉于2017年12月18日就诊。现病史:患者2年余前出现大便不畅,3~5天一行,大便前硬后稀,近11天未排大便,无腹痛腹胀,未诉明显不适感,饮食可,自服番泻叶、芦荟胶囊未见明显效果,既往"脑梗死、糖尿病、高血压病、前列腺术后"病史。刻下症见:大便11日未排,饮食可,睡眠差,小便数,尤以夜尿频且排出不畅,舌红,苔黄,脉弦滑。四诊合参诊断为阳明病麻子仁丸证,证属脾约,遂给予麻仁润肠丸,一次1丸,每日2次,温开水送服,嘱患者进食清淡、易消化食物,适当活动。4天后患者诉服药次日即感胃肠蠕动明显,有便意,第3日大便即行,排出顺畅,小便频数亦有改善。继续给予麻仁润肠丸,一日1丸,继服1周而愈。

麻子仁丸见于《伤寒论·辨阳明病脉证并治》第247条:"趺阳脉浮而涩,浮则胃气强,涩则小便数,浮涩相搏,大便则难,其脾为约,麻子仁丸主之。"成无己在《注解伤寒论》中说:"约者,俭约之约,又约束之约也。《内经》曰,'饮入于胃,游溢精气,上输于脾,脾气散精,上归于肺,通调水道,下输于膀胱,水精四布,五经并行,是脾主为胃行其津液者也'。因脾之转输功能为胃热所约束,不能为胃行其津液,津液不得四布,但输膀胱,致小便数而大便硬,故曰其为脾约。"胃阳盛,脾阴虚,胃肠燥热,损伤阴津,使脾不能为胃行其津液,以致大便秘结者,是为脾约。本方方证要点是:

1. 阳明病;

2. 大便结硬,或数日不行,或便出不畅;

3. 小便数,或伴口干口苦、口臭、眠差;

4. 舌红,苔黄少津,脉浮而涩。

本方由小承气汤加麻子仁、杏仁、芍药组成。麻子仁甘平质润,润肠滋燥通便,是为君药。杏仁既可肃降肺气,又可助麻子仁润肠;白芍走肝经、入阴分,擅能敛阴养血,缓急止痛,共为臣药。枳实、厚朴、大黄取小承气汤原方,以泻胃肠实热,并能行气导滞,为佐药。蜂蜜质润甘缓,既可助麻子仁润肠通便,又能缓和小承气攻下之力,为佐使药。纵观本方,虽用小承气以泻下通便,但大黄、厚朴用量俱轻,更取质润多脂之麻子仁、杏仁、芍药、蜂蜜,一则益阴增液以润肠通便,使腑气通、津液行,二则甘润减缓小承气攻下之力。本方具有泻下不伤阴、润下而不腻、攻润相合的特点,以达润肠、通便、缓下之功,使燥热去、阴液复,而大便自调。本证虽属阳明,但与腑实之承气汤证又有不同,一般无恶热、潮热、谵语、烦躁、腹满硬痛等症。

现代临床常用此方治疗虚人及老人肠燥便秘、习惯性便秘、产后便秘、术后便秘、不全性肠梗阻等病症。常玉双应用麻子仁丸加减治疗小儿功能性慢性便秘肠胃积热证,总有效率96.0%;何夏君等运用麻子仁丸方联合生物反馈治疗对抗精神病药物所致便秘,2个疗程后观察其总有效率达94.0%;周开锋观察麻子仁丸治疗肠胃积热型便秘总有效率97.0%;朱明群应用麻子仁丸加减治疗便秘型肠易激综合征,有效率93.9%;苟文芳等观察麻子仁丸联合针刺治疗便秘有效率87.10%;韩青应用麻子仁丸治疗糖尿病便秘总有效率85.0%。

茵陈蒿汤方证分析

【原方】　茵陈蒿六两　栀子十四枚(擘)　大黄二两(去皮)

【服法】　上三味,以水一斗二升,先煮茵陈,减六升;内二味,煮取三升,去滓。分三服。小便当利,尿如皂荚汁状,色正赤,一宿腹减,黄从小便去也。

病案一:田某,男,26岁,公务员,2012年6月21日发病,目黄、尿黄,身黄,黄而鲜明如橘子色,恶心、呕吐,腹满三日未解大便,小便短赤,色黄如酱,舌红苔黄腻,脉象弦滑。证属阳明病茵陈蒿汤证,郁热盘踞脾胃,弥漫三焦,即予清热利湿退黄之茵陈蒿汤,1剂大便通,腹胀轻,再进2剂黄退神安。

病案二:张某,男,38岁,患急性黄疸性肝炎,发热38.8℃,脉弦滑数,舌苔黄腻,肝区作痛,口苦,恶心,厌油,一身面目皆黄,色如赤金。曾在某医院治疗,效果不大。问其小便黄短,大便亦不甚通利。此证为肝胆湿热蕴郁不解,胆液失常发为黄疸,属于热重而湿轻者。处方:柴胡四钱,黄芩三钱,半夏三钱,生姜三钱,大黄三钱,茵陈一两,栀子三钱,此方连服3剂,大便始泻,小便得利,黄疸减退,乃令其停药。未至3日,黄疸又作,又服上方而退。(选自《伤寒掣要》)

茵陈蒿汤出自《伤寒论·辨阳明病脉证并治》第236条:"阳明病,发热汗出者,此为热越,不能发黄也。但头汗出,身无汗,剂颈而还,小便不利,渴饮水浆者,此为瘀热在里,身必发黄,茵陈蒿汤主之。"第260条:"伤寒七八日,身黄如橘子色,小便不利,腹微满者,茵陈蒿汤主之。"此两条论述了阳明郁热在里发黄的主证及证治。本方方证要点是:

1.阳明病;

2.身黄鲜明如橘子色;

3.头汗出,口渴欲饮;

4. 腹微满,小便不利,大便黏腻不爽或便秘;

5. 舌红苔黄腻,脉弦数或滑数。

方中茵陈、大黄、栀子皆苦寒药,寒能清热,苦能燥湿。其中,茵陈苦辛,微寒,善清湿热,又可疏利肝胆、退黄,为君药;栀子苦寒,归心、肺、三焦经,善泻火除烦、清热利尿、凉血解毒,大黄苦寒,善泻热通肠、凉血解毒、逐瘀通经,二者共为臣药,使湿热顺二便而下。三药合用,共奏清热、利湿、退黄之功效,湿、热、瘀得去,则黄疸自消。

茵陈蒿汤临床应用需与栀子柏皮汤、麻黄连翘赤小豆汤相鉴别。三方均为治疗阳明病发黄的主方。茵陈蒿汤属湿热郁蒸,湿热并重,以身黄如橘子色,发热但头汗出,身无汗,小便不利等为主;栀子柏皮汤属湿热蕴结,热重于湿,以身黄发热伴有心烦、口渴、苔黄等热证为主;麻黄连翘赤小豆汤属湿热蕴结,阳黄兼表证,以身黄兼发热、恶寒、无汗、身痒等表证为主。柯琴《伤寒来苏集·伤寒附翼》:"太阳、阳明俱有发黄症,但头汗而身无汗,则热不外越;小便不利,则热不下泄,故瘀热在里而渴引水浆。然黄有不同,症在太阳之表,当汗而发之,故用麻黄连翘赤小豆汤,为凉散法。症在太阳阳明之间,当以寒胜之,用栀子柏皮汤,乃清火法。症在阳明之里,当泻之于内,故立本方,是逐秽法。"

现代临床应用本方,可治疗新生儿黄疸、小儿胆汁黏稠症、妊娠期肝内胆汁淤积症、慢性肝炎、胆囊炎、胆结石、急性胃炎、急性胰腺炎、哮喘急性发作、呼吸道感染、湿疹、痤疮、崩漏、阴道炎、高血压、糖尿病等。骆秀琴等运用茵陈蒿汤加味佐治新生儿黄疸 163 例,临床总有效率 87.1%;辛平年等运用加味茵陈蒿汤治疗急性黄疸型肝炎 40 例,症状、体征、肝功能各项指标均明显优于对照组;陈龙等运用茵陈蒿汤治疗胆道感染 48 例,临床疗效明显优于对照组;陈小花等运用茵陈蒿汤加减治疗异常黄汗 30 例,临床总有效率 93.33%;林浩运用加味茵陈蒿汤治疗小儿哮喘急性发作期(湿热证),能够明显改善患儿症状、体征及异常理化指标;朱光等运用茵陈蒿汤治疗阴道炎 160 例,临床总有效率 93.75%;陈德监运用加味茵陈蒿汤治疗脾胃湿热型女性寻常痤疮 40 例,临床总有效率 85%,优于临床普遍应用的罗红霉素软膏;程欢欢运用茵陈蒿汤治疗 2 型糖尿病,临床总有效率 94.1%。

麻黄连翘赤小豆汤方证分析

【原方】　麻黄二两(去节)　连轺二两(连翘根)　杏仁四十个(去皮尖)　赤小豆一升　大枣十二枚(擘)　生梓白皮一升(切)　生姜二两(切)　甘草二两(炙)

【服法】　上八味,以潦水一斗,先煮麻黄再沸,去上沫,内诸药,煮取三升,去滓。分温三分,半日服尽。

病案一:梁某,女,25岁,以"面部痤疮6个月,加重1周"为主诉于2014年10月18日就诊。患者诉6个月前面部出现痤疮,伴痛痒,6个月来间断出现,未予重视,1周前面部痤疮较前明显增多,疼痛不敢触摸,口服罗红霉素胶囊、外用红霉素凝胶效果不佳,遂来就诊。刻下症见:面部痤疮,色红,伴痛痒,以两颊部为重,平素饮食不规律,食后易腹胀,月经量少,因工作关系睡眠紊乱,时常颠倒作息,大便2~3次/天,小便偏黄,舌红苔白,脉弦滑。

四诊合参,辨为太阳病麻黄连翘赤小豆汤证,给予麻黄连翘赤小豆汤加减:麻黄9 g,连翘20 g,赤小豆粉30 g,蝉蜕15 g,炒僵蚕12 g,皂角刺30 g,升麻12 g,炒薏苡仁30 g,败酱草15 g,当归15 g,紫花地丁15 g,生地黄15 g,炒白芥子20 g,4剂,水煎,日1剂,早晚2次温服。10月22日二诊,左侧面部痤疮明显消退,右侧亦较前减轻,痛感基本消失,守上方加甘草6 g,3剂,水煎服,日1剂。10月25日三诊,两颊部痤疮继续减轻,左侧仅见红色痘痕,无凸起痤疮,右侧痤疮明显变小,且数量较前明显减少,守上方继服4剂。11月5日四诊可见面部痤疮已消,痘印颜色变浅,诉夜班熬夜后颜色会有加重,守上方去炒白芥子,加牡丹皮10 g,继服10剂巩固疗效。

病案二:姬某,男,45岁。8年前患皮肤湿疹,下肢、鼠蹊部尤多,痒甚,时出时没,没时腰部有不适感,且微痛,久治不愈,舌苔黄而腻,脉大而数。尿常规检查示:蛋白(+++),红细胞25~30,有管型。西医诊断慢性肾炎,中医辨证认为是湿疹之毒内陷所致之肾病。中西医向以普通之肾炎为治,历久无效。根据病情投予仲景麻黄连轺赤小豆汤以祛湿毒:麻黄 6 g,连轺 12 g,赤小豆 24 g,杏仁 9 g,甘草 6 g,生姜 9 g,桑白皮 9 g,大枣 4 枚(擘)。服 4 剂,未有汗,加麻黄量至 9 g,得微汗,服至 10 剂后湿疹渐减,虽仍出,但出即落屑,而鼠蹊部基本不出,小便见清,易见汗,唯舌中心仍黄,脉数象减而仍大。改用人参败毒散,服数剂后湿疹基本消失,虽膝外侧有时出一二颗,搔之即破而消。复查尿常规蛋白(++),红细胞 1～15。(选自《岳美中医案集》)

麻黄连翘赤小豆汤出自《伤寒论·辨阳明病脉证并治》第 262 条:"伤寒瘀热在里,身必黄,麻黄连轺赤小豆汤主之。"本方方证需抓住表实无汗、瘀热在里。本方方证要点是:

1. 阳明病;

2. 阳黄,或皮肤瘙痒、水疱、渗出,或身肿满等湿热郁遏之象;

3. 表邪未解之发热、恶寒、无汗等太阳伤寒证;

4. 舌红,苔腻,脉浮滑或滑数。

仲景《伤寒论》中所用连轺系连翘根,今用连翘;生梓白皮今多用桑白皮代之。本方用麻黄汤去桂枝加生姜辛温宣发、发表散邪,以解阳郁之热,又开提肺气、通调水道以利水湿之邪;用连翘、生梓白皮、赤小豆清热解毒、利湿散瘀,连翘亦可透热散邪,赤小豆又清中活血;其中麻黄、杏仁、生姜与连翘、生梓白皮、赤小豆配合,既可发越气分郁热,又可发散血分郁热,故可治疗郁热在里的发黄,另用大枣合甘草甘平和中,顾护脾胃,调和诸药。《内经》云:"湿热相交,民多病瘅。"盖以湿热胶着,壅积于胃,故云瘀热在里,必发黄也;本方外能解表散热,内能清热利湿解毒,用之治疗湿热郁结发黄而兼有表邪不解者,多收捷效。

现代常用于治疗急性黄疸初现兼有表证者,或黄疸病程中新感外邪而出现表证者,也常用于治疗湿热蕴郁所致的荨麻疹、皮肤瘙痒、肾炎初期小便不利而兼有表证者。张秉新应用麻黄连翘赤小豆汤合当归饮子加减治疗慢性荨麻疹,治疗 2 周、4 周愈显率分别为 73.81%、92.86%;李凤启应用麻黄连翘赤小豆汤合越婢加术汤治疗急性肾小球肾炎有效率 99.36%;李少峰等应用加味麻黄连翘赤小豆汤治疗变异性哮喘总有效率90.00%；彭丽丽等应用麻黄连翘赤小豆汤加减治疗过敏性鼻炎总有效率88.00%。

少阳病

小柴胡汤方证分析

【原方】 柴胡八两　黄芩三两　人参三两　半夏半升(洗)
甘草三两(炙)　生姜三两(切)　大枣十二枚(擘)

【服法】 上七味,以水一斗二升,煮取六升,去滓,再煎取三升。温服一升,日三服。

病案一:胡某,女,67岁,2016年12月3日以"头晕目眩1周,加重1天"为主诉就诊。现病史:患者自诉1周前与人争吵后出现头晕目眩,视物旋转,医院诊断为"后循环缺血",输液治疗后效果不佳。1天前患者上述症状加重,伴恶心、呕吐,为求进一步治疗,遂来就诊。刻下症见:头晕目眩,恶心、呕吐,口苦,咽干,眠差,不欲饮食,二便调,舌质红,苔白微腻,脉弦细。患者平素情绪不稳,既往"高血压病"病史30余年,口服硝苯地平缓释片,血压控制尚可。

四诊合参,诊断为少阳病柴胡证,遂予小柴胡汤加味:柴胡24 g,清半夏15 g,党参15 g,甘草12 g,黄芩15 g,酸枣仁30 g,黄连15 g,全栝楼20 g,生姜3片,7剂,日1剂,水煎分早晚2次服。12月10日复诊患者诉服药后头晕目眩明显减轻,无恶心、呕吐、咽干,仍有口苦、眠差,饮食可,二便正常,舌质红,苔白,脉弦。守上方加用郁金15 g,合欢皮30 g,继服7剂,诸症皆消。

病案二:李某,女,28岁。以"反复发热1周"为主诉就诊。现病史:发热,午后热甚,入夜渐降,次日午后复而发热,伴有胸胁满闷,心烦躁扰,至当地诊所治疗无效(具体治疗不详),1天前上述症状加重,遂来就诊,刻下症见:往来寒热,胸胁苦满,口干口苦,恶心,心烦躁扰,夜间多梦,不欲饮食,二便调,眠差。月经先后无定期,行经时小腹胀痛,月经量少,舌红苔薄白,脉弦细。

四诊合参,诊断为少阳病柴胡证,予以小柴胡汤疏肝退热,和解少阳。处方:柴胡24 g,黄芩9 g,清半夏12 g,党参15 g,甘草6 g,大枣、生姜为引,5剂,日1剂,水煎,早晚分服。服药后复诊时诉身热未再作,恶心、口干口苦明显缓解,无心烦躁扰,睡眠好转,仍有胸胁苦满,纳可,舌红苔薄白,脉弦。守上方加香附12 g,郁金15 g,继服6剂而愈,随访半年未复发。

小柴胡汤见于《伤寒论·辨太阳病脉证并治》第37条:"太阳病,十日以去,脉浮细而嗜卧者,外已解也。设胸满胁痛者,与小柴胡汤。"《伤寒论·辨太阳病脉证并治》第96条:"伤寒五六日,中风,往来寒热,胸胁苦满、嘿嘿不欲饮食、心烦喜呕,或胸中烦而不呕,或渴,或腹中痛,或胁下痞硬,或心下悸、小便不利,或不渴、身有微热,或咳者,小柴胡汤主之。"罗美在《古今名医方论》中解道:"少阳脉循胁肋,在腹阳背阴两岐间,在表之邪欲入里,为里气所拒,故寒往而热来,表里相拒而留于岐分,故胸胁苦满,神识以拒而昏困,故默默,木受邪则妨土,故不欲食,胆为阳木而居清道,为邪所郁火无从泄,逼炎心分,故心烦,清气郁而为浊,则成痰滞,故喜呕,呕则木火两舒,故喜之也。此则少阳定有之症,其余或之云者,以少阳在人身为游部,凡表里经络之罅,皆能随其虚而见之,不定之邪也,据症皆是太阳经中所有者,特以五六日上见,故属之少阳,半表半里兼而有之,方是小柴胡证。"本方方证要点是:

1.少阳病;

2.往来寒热,发无定时;

3.胸胁苦满,郁闷不舒,或胸胁胀痛;

4.心烦喜呕,默默不欲饮食;

5.舌质淡或红,苔薄白,脉弦细或弦数。

本方证多因外邪侵入少阳,正气不足,枢机不利。方中柴胡专入少阳、疏邪透表;黄芩清少阳胆腑之郁火,共为君药;气逆不降,以半夏降泄浊气,气郁不升,以生姜辛升宣散,兼制柴胡、黄芩苦寒伤胃,为臣药;正气虚,以人参补益中气,扶正抗邪为佐药;甘草益气和中,调和诸药。正如《医学衷中参西录》所言：“太阳之气，不能由胸出入，逆于胸胁之间，内干动于脏气，当借少阳之枢转而外出也。柴胡二月生苗，感一阳初生之气，香气直达云霄，又禀太阳之气，故能从少阳之枢以达太阳之气。半夏生当夏半，感一阴之气而生，启阴气之上升者也。黄芩气味苦寒，外实而内空腐，能解形身之外热。甘草、人参、大枣助中焦之脾土，由中而达外。生姜所以发散宣通者也，此从内达外之方也。”

小柴胡汤不仅为治外感热病之要剂，施治内伤杂病同样功效独特。《皇汉医学》曾曰：“凡气管炎、百日咳、肺结核、肋膜炎、疟疾、肝脏病、肾盂炎症、妇人病等悉能治之。”罗谦甫亦曰：“本方为脾家虚热、四时疟疾之圣药。”唐容川更是盛推小柴胡汤治虚劳咳嗽之功。

现代研究发现，小柴胡汤在解热、抗感染、调节免疫、抗抑郁、抗肿瘤、抗病毒、抗肝纤维化、调节脑神经递质、改善糖耐量、降低蛋白尿、改善肾功能和肝功能等方面均有良好的治疗作用，广泛应用于感冒、咳嗽、支气管哮喘、牙痛、偏头痛、失眠、抑郁症、中耳炎、结膜炎、腮腺炎、扁桃体炎、甲状腺炎、痛经、经前期综合征、产后缺乳、产后发热、胸腔积液、癌性发热、过敏性皮肤病、反流性食管炎、胆汁反流性胃炎、慢性胃炎、胃溃疡、慢性胆囊炎、慢性乙肝、肝硬化、慢性肾小球肾炎、中风后眩晕、2 型糖尿病、高脂血症、非酒精性脂肪肝、肝癌、鼻咽癌、糖尿病肾病慢性肾功能衰竭等的治疗。姜希仁运用小柴胡汤加减方治疗癌性发热 47 例，总有效率 89.36%；张金茹运用小柴胡汤治疗抑郁症 40 例，总有效率 92.5%；姜龙盛运用小柴胡汤加减方治疗反流性食管炎 114 例，总有效率 90.3%；陈丽运用小柴胡汤加减方治疗慢性胆囊炎 104 例，总有效率 94.23%；沈妍姝运用小柴胡汤加减方治疗产后缺乳60 例，总有效率 89.83%；江山等运用小柴胡汤治疗慢性乙型肝炎肝纤维化40 例，总有效率 90.0%。小柴胡汤在临床中应用范围较广，只要辨证属少阳小柴胡汤证，皆可使用本方。

柴胡桂枝汤方证分析

【原方】 桂枝一两半(去皮)　黄芩一两半　人参一两半
甘草一两(炙)　半夏二合半(洗)　芍药一两半　大枣六枚(擘)
生姜一两半(切)　柴胡四两

【服法】 上九味,以水七升,煮取三升,去滓。温服一升。

病案一:李某,女,32岁,夜间突发高热(39.1 ℃),汗出,头疼,身痛,口苦口干,欲呕,饮食不思,二便可,脉浮而数,舌淡苔白,此太少二阳合病之候,遂诊为少阳病柴胡桂枝汤证,予以小柴胡汤、桂枝汤各半量,二剂而愈。

病案二:男,52岁,1993年5月22日初诊。寒热间作7日,频频进药,寒热不止。肌内注射氨基比林、奎宁等药,病仍未减。症见寒热交作,汗出不止,眩晕心烦,多寐多梦,口苦咽干,脘腹隐痛,嘈杂泛酸,恶心纳呆,苔白腻厚,脉细无力。处以柴胡桂枝汤加减:柴胡20 g,半夏12 g,黄芩10 g,桂枝6 g,白芍18 g,神曲12 g,煅牡蛎15 g,大枣6枚,炙甘草9 g。3剂病愈。(选自《浙江中医药大学学报》)

柴胡桂枝汤见《伤寒论·辨发汗后病脉证并治》第17条:"发汗多,亡阳谵语者,不可下,与柴胡桂枝汤和其营卫,以通津液后自愈。"又《伤寒论·辨太阳病脉证并治》第147条:"伤寒五六日,已发汗而度下之,胸协满,微结,小便不利,渴而不呕,但头汗出,往来寒热,心烦者,此为未解也。柴胡桂枝干姜汤主之。"本方为太少表里双解之剂,方取小柴胡汤、桂枝汤各用半量,合剂而成。以小柴胡汤和解少阳,通利枢机,以桂枝汤调和营卫,解肌祛风,以治太阳之表,并疏通经脉,祛除四肢末梢的风寒邪气。本方方证要点是:

1. 少阳病;

2. 发热汗出,恶风,微恶寒等太阳中风证;

3. 胸胁苦满、心烦喜呕等小柴胡汤证;

4.舌质淡红,苔薄白或薄黄,脉弦浮。

现代临床常用于治疗呼吸、消化、神经、循环、运动等多系统疾病,特别对不同证型的发热、感冒及疑难杂症有特别疗效。胡兆明等用柴胡桂枝汤随症加减治疗流行性感冒,总有效率98.7%;杨冬玲等用柴胡桂枝汤加减治疗体虚型感冒,总有效率92.5%;潘颖等用柴胡桂枝汤加减治疗女性月经期前后感冒,总有效率93.8%;傅永魁用柴胡桂枝汤加生石膏、苍术治疗病毒感染发热者112例,总有效率87.5%;吕锦强用柴胡桂枝汤加减治疗小儿外感热病,总有效率96.9%。

大柴胡汤方证分析

【原方】　柴胡半斤　枳实四枚（炙）　生姜五两（切）　黄芩三两　芍药三两　半夏半升（洗）　大枣十二枚（擘）

【服法】　上七味，以水一斗二升，煮取六升，去滓，再煎。温服一升，日三服。一方加大黄二两，若不加，恐不名大柴胡汤。

病案：常某，女，52岁，2016年12月10日以"双侧胁痛3天"为主诉就诊。现病史：患者于3月份因右下腹疼痛于医院诊断为"胆囊结石"，输消炎药（具体不详）1周并口服清肝利胆片半月，疼痛缓解，后未继续治疗；3日前晚餐后出现胁痛、呕吐等症，诊断为"结石性胆囊炎"，医院建议手术治疗，患者拒绝，遂至就诊。刻下症见：双侧胁肋攻撑作痛，痛连肩背至腰部，腹部硬满拒按，自觉发热，心烦口苦，急躁易怒，腹胀，恶心、呕吐，不欲饮食，恶见油腻食物，眠差，二便可，舌体胖大，舌红苔白，脉沉弦。

四诊合参，辨为少阳病大柴胡汤证，遂予大柴胡汤加减：大黄10 g，黄芩15 g，半夏15 g，柴胡18 g，白芍30 g，枳实20 g，甘草15 g，厚朴20 g，4剂，水煎，日1剂，分早晚2次温服。12月14日复诊时患者诉疼痛明显减轻，仍有两胁及背部作痛，发热不明显，心烦好转，情绪较前开朗，腹胀减轻，恶心、呕吐消失，纳少，口干口苦，咳白色黏痰，舌苔白，脉沉弦，仍以大柴胡汤为主方，调整药味及药量：大黄6 g，黄芩12 g，半夏15 g，柴胡20 g，白芍30 g，枳实15 g，甘草15 g，厚朴20 g，川楝子12 g，延胡索12 g，服3剂。12月17日三诊，患者诉胁痛及腹胀消失，无心烦口苦，情志畅达，纳眠可，但仍口干，咳白痰，舌苔白腻，脉沉细，守12月14日方，加化橘红10 g，继服7剂，诸症全消，随访半年未复发。

大柴胡汤在《伤寒论》及《金匮要略》中均有记载，分别见于《伤寒论·辨太阳病脉证并治》第103条："太阳病，过经十余日，反二三下之，后四五日,柴胡证仍在者,先与小柴胡。呕不止,心下急,郁郁微烦者,为未解也,与大柴胡汤,下之则愈。"《伤寒论·辨太阳病脉证并治》第 136 条:"伤寒十余日,热结在里,复往来寒热者,与大柴胡汤……"《伤寒论·辨太阳病脉证并治》第 165 条:"伤寒发热,汗出不解,心中痞硬,呕吐而下利者,大柴胡汤主之。"《金匮要略·腹满寒疝宿食病脉证治第十》第 12 条:"按之心下满痛者,此为实也,当下之,宜大柴胡汤。"本方方证要点是:

1. 少阳病;

2. 少阳病小柴胡汤证;

3. 胸胁部疼痛,常连及肩背,其痛攻撑难耐,多伴有腹胀便秘,或呕吐不利等里实热证;

4. 舌红,苔白腻或黄腻,脉象以弦为主,兼有滑、紧、沉、数等脉象;

5. 切诊:切胸胁腹部,按之痞硬而痛,拒按。

本方是小柴胡汤去人参、甘草,加大黄、枳实、芍药而成。方中柴胡为少阳之引经药,功能疏邪透表,黄芩可清少阳郁热,柴芩合用以和解少阳;大黄泻下通腑,枳实行气除痞,二药合用可清热散结;芍药甘寒,功能缓急止痛,配大黄可治腹中实痛,伍枳实能调和气血,合柴芩可清肝胆之热;半夏、生姜和胃降逆止呕;大枣益气和中,和营卫以行津液,兼能调和脾胃,以防枳实、大黄泻下而伤阴之弊。本方配伍体现了和解及攻下两法的结合运用,但以和解少阳为主,泻下之力较缓,正如《医宗金鉴》所言:"柴胡证在,又复在里,故立少阳两解之法。以小柴胡汤加枳实、芍药者,解其外以和其内也;去参、草者,以里不虚也;少加大黄,所以泻结热也;倍生姜者,因呕不止也。"

现代研究发现,大柴胡汤在对抗消化道炎症、预防动脉粥样硬化、防治肿瘤等方面均有显著疗效,临床应用广泛:如急性胰腺炎、胆囊炎、胆结石、胆囊息肉、冠心病等疾患。周俊娣运用大柴胡汤加减方治疗急性胰腺炎 34 例,总有效率 94.2%;田君运用大柴胡汤加减治疗慢性胆囊炎 60 例,总有效率 95.0%;赵军运用大柴胡汤加减治疗冠心病 60 例,总有效率 91.7%;孙守治运用大柴胡汤治疗高血压脑出血 60 例,总有效率 91.67%。在临床中,只要辨证属少阳兼有里实热者,皆可使用本方。

柴胡加芒硝汤方证分析

【原方】 柴胡二两十六铢　黄芩一两　人参一两　甘草一两（炙）　生姜一两（切）　半夏二十铢（本云五枚,洗）　大枣四枚（擘）　芒硝二两

【服法】 上八味,以水四升,煮取二升,去滓,内芒硝,更煮微沸。分温再服,不解更作。

病案一:刘某,女,41 岁,不明原因出现每周 2 ~ 3 次发热,多在下午 2 点左右,发作时全身乏力,头痛失眠,诊之脉实而沉,舌红苔燥,大便 5 日未行。此即少阳病柴胡加芒硝汤证也,遂予以柴胡加芒硝汤原方,3 剂而愈。

病案二:冯某,男,46 岁,银行职员,1990 年 11 月 13 日初诊,1 个月前因过于劳累而触冒风寒,出现寒热、头痛、鼻塞流涕等症状,在附近诊所服中西药治疗十余日,效差,后到本市某医院又治疗 2 周,病情如故。现症见:恶风寒,发热(体温 38.2 ℃),疲惫、口苦、口渴、便秘。舌红,苔黄,脉弦。诊为感冒,辨证为风寒外束兼津气不足。治用和解达邪,益气生津,润肠通便。投小柴胡汤加减,处方:柴胡 15 g,黄芩 10 g,党参 10 g,栝楼根 10 g,大麻仁 12 g,炙甘草 6 g,生姜 10 g,大枣 6 枚。水煎服。二诊:上药服 3 剂,表证未退,便秘亦然。于是,再次全面细致地诊察,触按脐周时发现疼痛拒按,始悟病者非单纯为肠中津气不足,尚有阳明燥结。遂以上药去麻仁,加芒硝 9 g,此即柴胡加芒硝汤去半夏,加栝楼根。服 1 剂,大便通畅,寒热尽退,诸症消失。(选自《经方治病经验录》)

柴胡加芒硝汤出自《伤寒论·辨太阳病脉证并治》第 104 条:“伤寒,十三日不解,胸胁满而呕,日晡所发潮热,已而微利。此本柴胡证,下之以不得利,今反利者,知医以丸药下之,此非其治也。潮热者,实也,先宜服小柴胡汤以解外,后以柴胡加芒硝汤主之。”指出柴胡加芒硝汤主治少阳兼阳明里

实证。本方方证要点是：

1.少阳病；

2.胸胁满而呕等少阳病小柴胡汤证；

3.日晡潮热，下利或便秘；

4.舌红，苔白或黄，脉弦数有力。

本方为和解少阳又泻下里实的双解之剂，柴胡入肝胆经，透泄阳邪，并疏泄气机，芒硝泻下攻积润燥软坚，共为君药。臣以黄芩清泄少阳半里之热，与柴胡相伍，和解少阳。半夏、生姜和胃降逆止呕，人参、大枣益气健脾，既扶正祛邪，又益气以防邪气内传，四者共为佐药。炙甘草为使药，既助参、枣扶正，又能调和诸药。诸药合用，既和解少阳，又润燥泄实。

柴胡加芒硝汤需与大柴胡汤相鉴别。大柴胡汤病位在"心下"，以呕不止，胃脘部拘急疼痛、心烦为主。柴胡加芒硝汤病位在"大肠"，以日晡潮热、下利或燥结为主。治疗上，本证因伤寒数日未解，正气较虚，里实未甚，故较之大柴胡汤，不用大黄、枳实荡涤破滞，而用参、草以益气和中，但剂量较小，为和解少阳兼通下里实之轻剂。

现代临床应用本方，主要治疗感冒、发热、便秘、急慢性胆囊炎、子宫内膜炎、附件炎、抑郁证、更年期闭经属少阳阳明里实证者。单小红等运用本方加减治疗胆囊炎62例，总有效率98.3%；刘志龙以本方治疗小儿发热反复，1剂便通热退，3剂诸症痊愈；李艳峰等应用本方治疗外感表证微解但仍身热不除、午后潮热面赤、头痛、两胁不适、大便3日不行之少阳阳明轻症1例，2剂热退而愈；孟旭等运用此方治疗皮肤病属正气已虚，燥热尤甚之少阳兼里实证，效果显著。

柴胡加龙骨牡蛎汤方证分析

【原方】　柴胡四两　龙骨、黄芩、生姜(切)、铅丹、人参、桂枝(去皮)、茯苓各一两半　半夏二合半(洗)　大黄二两　牡蛎一两半(熬)　大枣六枚(擘)

【服法】　上十二味,以水八升,煮取四升,内大黄,切如棋子,更煮一两沸,去滓。温服一升。本云柴胡汤今加龙骨等。

病案:虞某,女,47岁,2017年9月6日以"胸闷1年余,加重1周"为主诉就诊。现病史:患者既往甲状腺结节病史十余年,近1年以来,常自觉胸前区满闷不适,偶有疼痛,查心电图未见明显异常,亦未规范治疗,此后上述症状间断性发作。约1周前,上述症状再发并加重,遂就诊。刻下症见:胸部满闷,偶有疼痛,夜间及劳累后加重,情志不畅,常悲痛哭泣,不可自控,口苦,咽干,纳差,夜间睡眠多梦,易惊醒,二便可,舌红苔薄黄,舌下脉络迂曲,脉弦细弱。

初诊辨为肝郁血虚证,给予当归芍药散加味:当归20 g,赤芍药20 g,白芍药20 g,白术18 g,茯苓20 g,泽泻10 g,川芎12 g,栝楼20 g,龙齿30 g,薄荷6 g,三七粉1.5 g,7剂,水煎,日1剂,分早晚2次温服。9月13日复诊,患者诉胸痛消失,胸闷有所减轻,仍情志不舒,时常哭泣,口苦、咽干、纳差,夜间多梦易醒,舌质红,苔薄黄,脉弦数,详查脉证,遂调整治疗方案,辨为少阳病柴胡加龙骨牡蛎汤证,给予柴胡加龙骨牡蛎汤:柴胡12 g,龙骨30 g,牡蛎30 g,半夏12 g,黄芩10 g,桂枝12 g,党参10 g,生姜9 g,酸枣仁20 g,茯神20 g,酒大黄6 g,7剂,水煎,分早晚2次温服。9月30日三诊,患者诉胸闷消失,口苦咽干显著好转,情志较前舒畅,睡眠好转,纳可,二便可,舌红苔白,脉沉弦,守9月13日方,继服10剂,诸症皆消。

柴胡加龙骨牡蛎汤见于《伤寒论·辨太阳病脉证并治》第107条:"伤寒

八九日,下之,胸满烦惊,小便不利,谵语,一身尽重,不可转侧者,柴胡加龙骨牡蛎汤主之"。本方方证要点是:

1. 少阳病;

2. 失眠多梦,易惊醒,烦躁,甚则谵语;

3. 胸胁满闷不适,一身尽重,伴见口苦、咽干、小便不利等;

4. 舌质红,苔黄腻,脉弦,兼有细数等脉象。

本方是从小柴胡汤化裁而来,为小柴胡汤去甘草加龙骨、牡蛎、桂枝、茯苓、大黄、铅丹而成,有和解少阳,调畅气机,重镇安神之功效,正如《绛雪园古方选注》解说其方义:"邪来错杂不一,药亦错杂不一以治之。柴胡引升阳药以升阳;大黄引阴药以就阴;参、草助阳明之神明,即所以益心虚也;茯苓、半夏、生姜启少阳三焦之枢机,即所以通心机也;龙骨、牡蛎入阴安神,镇东方甲乙之魂,即所以镇心惊也;龙牡顽纯之质,佐桂枝即灵;邪入烦惊,痰气固结于阴分,用铅丹即坠。至于心经浮越之邪,借少阳枢转出于太阳,即从兹收安内攘外之功矣。"

后世医家多有研究此方者,并对此方的应用做出过许多新的尝试,尤其在治疗精神疾病方面论述颇多,《类聚方广义》曰:"柴胡加龙骨牡蛎汤治狂证胸腹动甚,惊惧避人,兀坐独语,昼夜不眠,或多猜疑,或欲自死,不安于床者。"《餐英馆疗治杂话》云:"此方用于痫症及癫狂,屡屡得效。当今之患者,气郁与肝郁者十有七八。肝郁者,为痫症之渐,妇人肝郁与痫症尤多。"《医宗金鉴》言:"是证也,为阴阳错杂之邪;是方也,亦攻补错杂之药。"徐灵胎《伤寒论类方》记载道:"此方能下肝胆之惊痰,以之治癫痫必效。"

现代研究发现柴胡加龙骨牡蛎汤能明显降低焦虑模型大鼠舔水次数与脑指数,增加血单胺氧化酶活力,降低模型大鼠脑组织中的五羟色胺,且呈现剂量和药效作用的反线性关系,因此被广泛运用于失眠、癫痫、抑郁、肿瘤放化疗之后、脑萎缩、老年期痴呆、梅尼埃综合征、脱发、精神分裂症、性功能不良、胃肠道功能失常等疾病的治疗。胡希恕、刘渡舟、岳美中都曾运用柴胡加龙骨牡蛎汤治疗失眠证,取得了显著的疗效;彭小艳采用柴胡加龙骨牡蛎汤治疗胆心综合征 30 例,总有效率 90% ,治疗后主要临床症状如心悸、胸闷、胸痛、气短等得到明显改善;赵国庆等应用柴胡加龙骨牡蛎汤加减治疗广泛性焦虑症 54 例患者,总有效率达 96.3%;邓暖繁选用柴胡加龙骨牡蛎汤治疗恶性肿瘤化疗后并发抑郁状态病例共 64 例,随机分为柴胡加龙骨牡蛎汤和盐酸帕罗西汀片组,每组各 32 例,结果显示柴胡加龙骨牡蛎汤组抑郁评分均有降低,临床疗效与盐酸帕罗西汀片相当,且无胃肠道不良反应;花海兵等应用柴胡加龙骨牡蛎汤治疗非糜烂性胃食管反流病 55 例,总有效率为 86.7%;毛晓红应用柴胡加龙骨牡蛎汤加减治疗女性尿道综合征 62 例,总有效率达 92.18%。

半夏厚朴汤方证分析

【原方】 半夏一升 厚朴三两 茯苓四两 生姜五两 干苏叶二两

【服法】 上五味,以水七升,煮取四升,分温四服,日三夜一服。

病案:冯某,女,47岁,1年前偶感风寒出现咳嗽,鼻塞,涕流不畅,痰吐不利,口服药物治疗后感冒症状消失,遗留声音嘶哑,言语无力等症,至医院检查结果示左声带闭塞,后辗转多家医院治疗,效果不甚显著。刻下症见:咽部明显不适,如有痰阻,咳之不出,咽之不下,口干欲饮冷水,声音嘶哑,讲话不能持久,多汗,纳可,眠差,大便难,舌淡苔白,脉滑。既往"反流性胃炎""反流性食管炎"病史。

四诊合参,诊断少阳病半夏厚朴汤证,证属气郁痰阻,给予半夏厚朴汤加味:清半夏12 g,厚朴15 g,紫苏叶15 g,茯苓20 g,桔梗6 g,生姜12 g,甘草12 g,木蝴蝶15 g,5剂,水煎,日1剂,分早晚2次温服。药后患者诉痰可吐出,声音嘶哑明显好转,讲话较前持久,言语有力,舌红苔白,脉滑数。守上方木蝴蝶加量至18 g,加栀子10 g,连翘20 g,炒枳实12 g,继服7剂而诸症皆消。

半夏厚朴汤见于《金匮要略·妇人杂病脉证并治第二十二》第5条:"妇人咽中如有炙脔,半夏厚朴汤主之。"此方为治疗梅核气效方,梅核气多由七情郁结,气机不畅,气滞痰凝,上逆于咽喉之间,以致病人自觉咽中梗阻,如有异物,咯之不出,咽之不下,但并无碍于饮食。本方方证要点是:

1.少阳病;

2.咽中如有异物,吞吐不利;

3.胸膈满闷,恶心、呕吐,善太息,多和情志有关;

4.舌苔白或白腻,舌质偏淡,脉滑或弦滑。

《医宗金鉴》分析:"此病得于七情郁气,凝涎而生。故用半夏、厚朴、生姜,辛以散结,苦以降逆;茯苓佐半夏,以利饮行涎;紫苏芳香,以宣通郁气,俾气舒涎去,病自愈矣。"本病亦可见于男子。临床上多以本方酌加疏肝理气之品,或伍以咸味化痰之药,有助于提高疗效。如朱丹溪认为:"痰结核在咽喉中,燥不能出入,用化痰药加咸味软坚之品,瓜蒌仁、杏仁、海浮石、桔梗、连翘,少佐芒硝,以姜汁蜜和丸,噙服之。"实为经验之谈。

临床上,不少医家用此方治疗癔症、咽部异感症、声带闭塞、声带麻痹、慢性咽炎、慢性支气管炎、梅尼埃综合征、焦虑性神经官能症、更年期综合征、顽固性失眠、顽固性腹痛、胃脘痛等,只要证属肝郁气滞,痰湿内阻者,均收良好疗效。

甘麦大枣汤方证分析

【原方】 甘草三两　小麦一升　大枣十枚

【服法】 上三味,以水六升,煮取三升,温分三服。亦补脾气。

病案:周某,女,52岁,以"入睡困难伴乏力2个月余"为主诉就诊。2个月前,患者无明显诱因出现夜间入睡困难,多梦,自觉体倦乏力,动则尤甚,平时易怒,情绪不稳,时悲时喜,不喜与人交谈。刻下症见:眠差,睡眠时间不足5小时,精神恍惚,神情疲惫,气短、乏力,动则尤甚,纳差,大便可,夜尿频,舌质红,苔白腻,脉弦细。

四诊合参,诊断为少阳病甘麦大枣汤证,证属心虚肝郁,给予甘麦大枣汤加味:甘草12 g,小麦30 g,炒枣仁20 g,黄连片12 g,肉桂6 g,7剂,水煎,日1剂,分早晚2次温服。患者诉服药后精神好转,入睡困难减轻,睡眠时间较前延长1~2小时,气短乏力改善,仍有舌红,苔薄白,脉沉弱。守上方继服7剂后精神恢复,每晚睡眠时间可达7小时以上,乏力、气短缓解,家人诉精神症状较前明显好转,愿意主动与人交谈,舌红,苔薄白,脉细。守上方,去黄连、肉桂,继服7剂,以巩固治疗效果。

《金匮要略·妇人杂病脉证并治第二十二》第26条:"妇人脏躁,喜悲伤欲哭,象如神灵所作,数欠伸,甘麦大枣汤主之。"甘麦大枣汤是治疗脏躁效方。但古代医家对脏躁之病位有不同看法,如尤在泾《金匮要略心典》述:"血虚脏躁……血气少而属于心也……脏阴既伤,穷必及肾也。"认为病位在肾;吴谦《医宗金鉴》说:"脏,心脏也。喜悲伤欲哭,是神不能主情也。"认为病位在心;黄元御在《金匮悬解》载:"肺属金,其气燥,其志悲,其声哭,妇人脏躁,则悲伤欲哭。"认为病位在肺;王冰言:"肝病则心脏无养,心气虚,故善悲。"认为病位在肝。但是《灵枢·邪客》云:"心者,五脏六腑之大主也,精神之所舍也。"五脏分别有不同情志活动,但终究为心所主,悲哀忧愁则心动,心动则五脏六腑皆摇,心主血,肝藏血,心主神明,肝主疏泄,心血充足,肝之疏泄功能正常,则气机调畅,情志活动正常。因此脏躁之病,总以心肝为主,临床运用此方重点是把握其方证,有是证,用是方。本方方证要点是:

1. 少阳病;

2. 心烦失眠、情志不宁、悲伤欲哭等心虚肝郁证;

3. 平素情志不遂或思虑太过;

4. 舌红苔白,脉沉细或弦细。

凡证属心气亏虚,肝气失调,符合以上方证要点者,均可首选甘麦大枣汤。小麦为君药,补益心气,心气充足,则悲伤自愈;即《素问》:"肝苦急,急食甘以缓之。"甘草为臣药,既能缓肝之急,又能补益心脾;大枣益气和中,润燥缓急,除烦闷,为佐使药。甘润之品能"滋脏气而止其躁也",因此治疗脏躁应运用甘润之品,小麦、甘草、大枣皆属甘味。小麦与甘草配伍,益气合阳,补益心脾;甘草与大枣配伍养血益阴,平补气血;诸药合用,心气足,肝气调,则脏躁愈。

古今不少医家临床擅用此方,叶天士用甘麦大枣汤治疗郁证、月经不调及神志疾病;许叔微用甘麦大枣汤治疗妇人脏躁;岳美中用甘麦大枣汤治疗男子脏躁;何任用甘麦大枣汤合百合地黄汤治疗心肝血虚型神志病;朱南孙用甘麦大枣汤加味治疗月经量少证属血虚肝郁,等等,都收到显效。现在临床广泛运用此方治疗抑郁症、神经衰弱、癔症、精神分裂症等,还可以与其他方剂合用,如合黄芪桂枝五物汤治疗频发性室性期前收缩,合参芪汤治疗低血压,合钩藤汤治疗小儿夜啼,合酸枣仁汤治疗围绝经期综合征等。

太阴病

理中丸方证分析

【原方】 人参、干姜、甘草(炙)、白术各三两

【服法】 上四味,捣筛,蜜和为丸,如鸡子黄许大。以沸汤数合和一丸,研碎,温服之,日三四,夜二服;腹中未热,益至三四丸。然不及汤。汤法:以四物依两数切,用水八升,煮取三升,去滓,温服一升,日三服。若脐上筑者,肾气动也,去术加桂四两;吐多者,去术,加生姜三两;下多者,还用术;悸者,加茯苓二两;渴欲得水者,加术,足前成四两半;腹中痛者,加人参,足前成四两半;寒者,加干姜,足前成四两半;腹满者,去术,加附子一枚。服汤后如食顷,饮热粥一升许,微自温,勿发揭衣被。

病案一:张某,女,40岁,2013年12月3日以"腹泻1个月余"为主诉来诊。现病史:患者1个月前因行诊断性刮宫,出现腹泻,每日3~4次,刻下症见:腹泻,泻下清稀,无腹痛、腹胀、恶心、呕吐等症状,不思饮食,眠差,舌淡,苔白,脉沉细。

四诊合参,诊断为太阴病理中汤证,证属中焦虚寒,给予理中汤加味:党参15 g,干姜12 g,炙甘草9 g,土炒白术9 g,醋延胡索12 g,3剂,水煎服,日1剂,分早晚2次温服。二诊诉每日仍腹泻2~3次,眠差,上方白术、延胡索剂量分别加量至20 g、15 g,7剂,水煎,分早晚2次温服。三诊诉诸症明显好转,睡眠改善,饮食可,守上方继服3剂。后随访腹泻未再发。

病案二:郭某,女,26岁,2016年3月2日以"失眠10天"为主诉来诊。

现病史:10 天前因思虑过度、劳累出现入睡困难,甚则彻夜辗转反侧不寐,继而出现片状脱发,自觉发热,饮食佳,既往失眠、脱发史。刻下症见:失眠,伴有脱发,自觉发热,体表触之发凉,明有腹痛,畏寒喜温,舌淡,苔薄白,脉细。

四诊合参,诊断为太阴病理中汤证,给予理中汤加味:党参 15 g,炒白术 12 g,干姜 9 g,炙甘草 9 g,黄连 15 g,肉桂 10 g,合欢皮 30 g,4 剂,水煎,日 1 剂,分早晚 2 次温服,忌食生冷、辛辣之品。二诊诉睡眠改善,守上方继服 7 剂。

理中丸见于《伤寒论·辨霍乱病脉证并治》第 386 条:"霍乱,头痛发热,身疼痛,热多欲饮水者,五苓散主之;寒多不用水者,理中丸主之。"然而在《伤寒论·辨太阴病脉证并治》第 277 条太阴病本证中"自利,不渴者属太阴,以其脏有寒故也,当温之,宜服四逆辈",此处仅提出用四逆辈,但未出主方,从临床经验看,其包含范围应为《医宗金鉴》所说:"四逆辈者,指四逆、理中、附子等汤而言也。"本证为脾胃虚寒,中阳不足。脾主运化,胃主受纳,脾胃虚寒,则纳运升降失常,故腹泻、便溏;舌淡,苔白润,口不渴,脉沉细皆为虚寒之象。方中干姜为君,味辛温,温中,逐风湿痹,肠癖,下利,扶阳抑阴。人参为臣,味甘微寒,主补五脏,除邪气,补气健脾。白术为佐,味苦温,主风寒湿痹死肌,止汗除热,消食,助人参健脾益气,以温中健脾燥湿;甘草,味甘平,缓中益脾,调和诸药。本方温补并用,温中阳,益脾气,助运化。本方方证要点是:

1.太阴病;

2.腹泻、便溏,自利益甚,时腹自痛;

3.畏寒喜温,倦怠乏力,饮食不佳,口不渴,多涎唾;

4.舌淡,苔白或白润,脉沉细。

理中丸在临床中应用广泛,可用于治疗急慢性肠胃炎、胃及十二指肠溃疡、胃下垂、上消化道出血、慢性肝炎、慢性胆囊炎、小儿多涎症等证属中焦虚寒者。张清奇等以理中汤合苓桂术甘汤治疗脾虚失运之痰饮呕吐患者 21 例,总改善率 90.5%;庄儒森治疗顽固性呃逆 23 例,病程长短不一,均以理中汤加吴茱萸、乌药、沉香等水煎内服,同时外用生姜 2 片,分别贴于左右内关穴,每隔 8 小时换 1 次,结果临床痊愈 19 例,好转 4 例;李龙骧治疗证属脾阳虚弱型口疮患者 40 例,以理中汤加黄芪、五味子、白及等水煎内服,并结合病证随症加减,结果痊愈 19 例,显效 10 例,有效 8 例,总有效率 92.5%。

大建中汤方证分析

【原方】　蜀椒二合(去汗)　干姜四两　人参二两　饴糖一升

【服法】　上三味,以水四升,煮取二升,去滓,内胶饴一升,微火煮取一升半,分温再服,如一炊顷,可炊粥二升,后更服,当一日食糜,温覆之。

病案:孙某,男,46岁,2017年7月5日以"间断性腹中痉挛疼痛2个月,加重1天"为主诉来诊。现病史:2个月前无明显诱因出现腹部痉挛疼痛,放射至胃脘部,持续约数分钟,后间断出现数次上述腹痛症状,多在夜间发作,多处就医无效,1日前上述症状加重。现症见:腹部痉挛痛,痛连胃脘,疼痛如掣,坐卧不安,手足不温,面色苍白,神疲乏力,呕不欲食,眠差,舌淡,体胖大,边有齿痕,苔薄白,脉沉迟。

四诊合参,诊断太阴病大建中汤证,证属阳虚寒凝。遂给予大建中汤加减:人参10 g,干姜15 g,花椒6 g,麦芽30 g,黄连9 g,肉桂6 g,7剂,水煎,日1剂,分早晚2次温服。7月12日复诊,诉服第1剂药后疼痛明显缓解,后逐渐消失,3天后疼痛未再发,7剂药尽,诸症悉去。

大建中汤见于《金匮要略·腹满寒疝宿食病脉证治第十》第14条:"心胸中大寒痛,呕不能饮食,腹中寒,上冲皮起,出见有头足,上下痛不可触近,大建中汤主之。"本方方证要点是:

1.太阴病;

2.胸腹部大寒痛,上下痛不可触近;

3.手足厥冷、面色苍白、呕不能食、口内清唾等脾胃虚寒证;

4.舌淡,苔白,脉沉伏。

腹痛为临床常见病,可分虚、实及虚实夹杂三类。本证属虚中夹实,其病机特点为素体阳虚,中焦受寒,寒凝经脉,不通则痛。治以温补中阳,散寒止痛。方中干姜味辛性热,温中散寒止痛;人参温补中气;花椒大辛大热,镇阴邪之逆,助干姜振中土之阳;麦芽味甘性平,甘滋补虚,助人参制姜、椒之燥。

本方须与小建中汤相鉴别。①疼痛程度:小建中汤为拘急痛,不同于本方的痉挛痛、大寒痛。②小建中汤证为阴阳两虚偏于阴虚,表现面色无华,虚烦不宁,手足烦热,咽干口燥,便干;大建中汤证属于中阳虚,平素怕冷,发病时手足厥冷,面色苍白,神疲乏力,嗜卧懒言。③小建中汤用大量芍药,寓以酸甘化阴;大建中汤则纯用辛甘之品温建中阳,寓以辛甘化阳。

现代药理研究发现,大建中汤方中花椒有收缩平滑肌、增强肠道血流作用,与干姜配伍可促进上消化道运动。因此,以腹痛为主症者,证属中虚脏寒,且寒气较甚者,均可用大建中汤治疗。大建中汤还常用于预防术后粘连性肠梗阻、不完全性肠梗阻及治疗脾胃虚寒型胃肠疾病,胃痉挛、慢性胃炎、肠炎及消化性溃疡引起的腹痛、呕吐、下利等,也可用于蛔虫引起的肠梗阻性腹痛、肾结石、胰腺炎、急慢性阑尾炎等疾病。如董品军等用大建中汤加减治疗慢性浅表性胃炎80例,治愈58例,好转20例,总有效率97.5%;关俭用大建中汤加减治疗慢性胃炎113例,显效82例,有效27例,总有效率96.5%;李芳运用大建中汤加味治疗小儿功能性便秘34例,总有效率94.1%。

桂枝加芍药汤方证分析

【原方】 桂枝三两(去皮) 芍药六两 甘草二两(炙) 大枣十二枚(擘) 生姜三两(切)

【服法】 上五味,以水七升,煮取三升,去滓。温分三服。本云,桂枝汤今加芍药。

病案一:李某,女,14 岁,感冒第 4 天突发腹部不适,时痛时止,时轻时重,遂请假停课来诊。刻下症见:下腹部隐痛,按之膨隆不适,微汗出,无发热,纳差,便干,舌红,苔白,脉沉细。辨为太阴病桂枝加芍药汤证,证属阳邪未尽邪陷太阴,给予桂枝加芍药汤,3 剂而愈。

病案二:钱某,女,54 岁,患者腹痛反复发作 3 年余,现症见:腹痛阵作,时轻时重,其痛隐隐,按之柔软,大便可,眠差,舌质红,苔薄黄,脉沉。四诊合参,诊断为太阴病桂枝加芍药汤证。治宜通阳益脾,缓急止痛,遂予桂枝加芍药汤:桂枝 15 g,白芍 30 g,炙甘草 10 g,生姜 9 g,大枣 9 g,4 剂,水煎,日 1 剂,分早晚 2 次温服。当日服药后腹痛渐缓,睡眠较前改善,余无明显不适,药尽病愈。

《伤寒论·辨太阴病脉证并治》第 279 条:"本太阳病,医反下之,因尔腹满时痛者,属太阴也,桂枝加芍药汤主之……"而桂枝加芍药,亦小建中之意,不用胶饴者,以其腹满,不欲更以甘味以使腹满更甚也。本方方证要点是:

1.太阴病;

2.下腹部或脐周隐隐作痛,时作时止,时轻时重;

3.腹部胀满夯闷,按之膨隆不适;

4.舌淡或红,苔白,脉沉。

本方由桂枝汤倍用芍药而成,《脾胃论》记载:"腹中夯闷,此非腹胀,乃散而不收,可加芍药收之。"芍药在《本经》中属于中品药:"主治邪气腹痛,除血痹……"《名医别录》也将其列为中品:"主通顺血脉,缓中。"方中桂枝配甘草辛甘化阳,通阳益脾;姜、枣合用辛甘补中,补益脾胃;重用芍药取其"主邪气腹痛,除血痹"之双重作用,与甘草配伍,既能酸甘化阳,又能活血通络,经络通则满痛止。全方具有通阳活络,缓急止痛之功。《古方选注》:桂枝加芍药汤,此用阴阳法也,其妙即以太阳之方,求治太阴之病。腹满时痛,阴道虚也,将芍药一味倍加三两,佐以甘草,酸甘相辅,恰合太阴之主药;且倍加芍药,又能助桂枝深入阴分,升举其阳,辟太阳陷入太阴之邪。复有姜、枣为之调和,则太阳之阳邪,不留滞于太阴矣。本证可与小建中汤证相鉴别:桂枝加芍药汤加饴糖即为小建中汤,所用药物仅一味药之差,但病机证候有别。二者都可以治疗伤寒后之腹痛,桂枝加芍药汤证属太阳病误下后邪陷太阴,腹痛、腹胀时作时止,时轻时重,治法以通阳活络,缓急止痛为主;而小建中汤证属中焦虚寒,气血不足,腹痛喜温喜按,心中悸而烦,或伴轻微恶寒发热,治以建中补虚,调养气血为主。

药理研究发现,桂枝加芍药汤具有明显的镇痛、止泻作用。现代常用于治疗便秘、胃痛、胃肠痉挛、慢性痢疾、慢性胰腺炎、肠梗阻术后肠狭窄、肠结核、肠易激综合征、肢体震颤等证属脾虚邪陷,气滞络瘀者。邓辉运用桂枝加芍药汤联合西药治疗胃肠神经官能症患者 45 例,有效率 93.3%;刘少华运用桂枝加芍药汤治疗十二指肠球部溃疡 30 例,总有效率 93.33%;郑霞运用桂枝加芍药汤治疗 2 型糖尿病合并周围神经病变临床观察,发现桂枝加芍药汤改善周围神经病的症状优于对照组。

桂枝加大黄汤方证分析

【原方】 桂枝三两(去皮) 大黄二两 芍药六两 生姜三两(切) 甘草二两(炙) 大枣十二枚(擘)

【服法】 上六味,以水七升,煮取三升,去滓。温服一升,日三服。

病案一:褚某,女,42岁,腹满腹痛半年有余,中西药物治疗后时轻时重,近日又犯,颇为痛苦。刻下症见:腹满拒按,下腹部攻撑作痛,嗳气声声,有酸腐味,口干不欲饮,大便2日一次,燥结难下,舌红苔黄腻,脉浮数稍弦而有力。遂给予桂枝加大黄汤原方,大黄9 g,2剂后腹满腹痛即减轻,减大黄至6 g,继服3剂而愈。

病案二:李某,男,36岁,患慢性痢疾,多年屡治不愈。大便下痢挟有红白黏液,里急后重,每日三四次,伴腹满疼痛拒按。脉弦有力,舌质绛苔黄。此证虽然脾胃气血不和,但又挟有阳明凝滞之实邪,积邪不去,则下利不能止。治法当加大黄以通腑气,扫除肠中腐秽。桂枝9 g,白芍18 g,生姜9 g,炙甘草6 g,大黄6 g,大枣10枚,3剂。嘱一次煎煮顿服。服药后大便畅利,泻下皆黏腻臭秽之物。而后下利日渐轻缓。(选自《刘渡舟医案》)

病案三:李某,男,40岁,农民,1977年10月7日初诊。患者春节期间饮酒过多,渐渐发现脘腹不适,时有呃逆。自行服用化湿消导药物稍有好转,但继续服用反而增添更多的症状,如恶风,汗出,烦热。8个月来采用多种方法治疗,无效。刻诊:中等偏瘦个子,气色尚好,呃逆频频,嗳气响亮,舌质淡红,舌苔薄黄,脉浮数,口干口苦,脘腹胀满,腹肌挛急,按之而痛。方用《伤寒论》桂枝加大黄汤加味:桂枝15 g,炒白芍30 g,生姜5片,生甘草6 g,生大黄6 g,大枣3枚。3剂,水煎服。二诊时,患者自诉,服药后,全身温热舒畅,呃逆与脘腹胀满明显减少,大便每日一两次,量多而臭。原方去大黄,再服

3 剂而愈。(选自《娄绍坤医案》)

桂枝加大黄汤出自《伤寒论·辨太阴病脉证并治》第 279 条:"本太阳病,医反下之,因尔腹满时痛者,属太阴也,桂枝加芍药汤主之。大实痛者,桂枝加大黄汤主之。"本方方证要点是:

1. 太阴病;

2. 脘腹胀满,攻撑疼痛,拒按;

3. 多伴有呃逆、嗳气、口干口苦;

4. 舌质红,苔薄黄或腻,脉浮或浮数有力。

太阳病在表,本应发汗但反下之,则伤脾胃阳气,脾失运化,胃失和降,则出现腹部胀满不适;运化失调,和降失司,气机运行不利,不通则痛,然非阳明里实的大实痛,而是气机郁结为甚,阴寒凝结则痛,此为本虚偏轻,标实为重。太阴病固然以虚为主,但也有实证,正由偏于阴实,所以不用苦寒攻下的三承气汤。陈亦人于《伤寒论译释》中说道:太阴病大实痛乃因肠间腐秽阻结,性质属寒,且为虚中夹实,不同于阳明燥屎阻滞热实,所以不用苦寒攻下的承气类,而用桂枝加大黄汤温阳和络,大黄疏通里实。芍药之味酸寒,大黄与芍药配伍,毕竟性偏破泄,所以脾气虚弱患者,用量不可太重,以免损伤正气。历代医家对本方条文解析较多,主要在有无表证上存在争议,李克绍及第五版教材《伤寒论讲义》等认为无表证;柯琴等历代医家则较多认为有太阳表证。从临床实践看,太阳表证为兼证,可伴或不伴有,不列为主证。

本方现代临床常用于治疗感冒、腹痛、慢性肠炎、阑尾炎、细菌性痢疾、胰腺炎、顽固性荨麻疹等。王占玺报道 1 例感冒发热(38.3～38.4 ℃)3 天,经中西医多方治疗不愈,大便 2 日未排,给予本方加味,1 剂后汗出排便,热退身爽,服 2 剂诸症消失而愈。尉明德观察运用本方治疗慢性肠炎,连服 6 剂后,腹痛除,大便正常,再进 3 剂,诸症皆去,随访 2 年未见复发。顾介山用本方治疗顽固性荨麻疹,疗效甚捷,患者荨麻疹反复发作已达 5 年之久,且愈发愈频,遍身瘙痒,不能安睡,服药后约 3 小时,身痒渐止,周身微汗,大便畅通,症状全部消失。

少阴病

四逆汤方证分析

【原方】　甘草二两(炙)　干姜一两半　附子一枚(生,去皮,破八片)

【服法】　上三味,以水三升,煮取一升二合,去滓,分温再服。强人可大附子一枚,干姜三两。

病案一:王某,女,52岁,平素即觉恶寒怕冷,便溏,近日因贪凉吹冷气,恶寒更甚,四肢逆冷,饮食入口即吐,精神萎顿,但欲卧床,观其舌淡苔白,脉象沉弱无力,诊为少阴本证,即给予回阳救逆之四逆汤方:生附子9 g,干姜15 g,炙甘草20 g,温服1剂而愈。

病案二:苏某妻,30余岁,月经中不慎冲水,夜间忽发寒战,继即沉沉而睡,人事不省,脉微细欲绝,手足厥逆。当即针人中及十宣穴出血,血色紫暗难以挤出。针时能呼痛,并一度苏醒,但不久仍呼呼入睡。此因阴寒太盛,阳气大衰,气血凝滞之故。当即温经散寒挽扶阳气。拟大剂四逆汤一方。处方:炮附子八钱,北干姜四钱,炙甘草四钱。水煎,嘱分4次温服,每半小时灌服1次。病者家属问,此证如此严重,为何将药分作4次,而不一次服下使其速愈? 我说:正因其症状严重,才取"重剂缓服"方法。其目的为使药力相继,缓缓振奋其阳气而驱散阴寒。譬如春临大地,冰雪自然溶解;如果一剂顿服,恐有脉"暴出"之变,譬如突然烈日当空,冰雪骤解,反而泛滥成灾。家属信服。服全剂未完,果然四肢转温,脉回,清醒如初。[选自《伤寒论汇要分析(修订版)》]

　　四逆汤见于《伤寒论·辨少阴病脉证并治》第 323 条:"少阴病,脉沉者,急温之,宜四逆汤。"第 324 条:"少阴病,饮食入口则吐,心中温温欲吐,复不能吐。始得之,手足寒,脉弦迟者,此胸中实,不可下也,当吐之。若膈上有寒饮,干呕者,不可吐也,当温之,宜四逆汤。"《伤寒论·辨霍乱病脉证并治》第 388 条:"吐利汗出,发热恶寒,四肢拘急,手足厥冷者,四逆汤主之。"四逆汤证阳气已大虚,阴寒极盛,故治当急温之法,迟则有亡阳之变。本方方证要点是:

　　1. 少阴病;

　　2. 四肢拘急,手足厥冷;

　　3. 吐利汗出,发热恶寒,神疲倦怠;

　　4. 舌淡,苔白,脉沉细弱,甚者脉微欲绝。

　　本方药味较少,仅由 3 味药组成,方中附子大辛大热,能温肾壮阳以祛寒救逆,振奋一身之阳气,是为君药;干姜辛温,能通行十二经,"附子无干姜不热",与附子同用,可加强逐阴回阳之功,是为臣药;甘草和中缓急,温养阳气,还可缓和姜附燥热之性,是为佐使药。三药合用,共奏温中散寒、回阳救逆之功。正如张锡纯在《医学衷中参西录》所言:"干姜为温暖脾胃之主药,伍以甘草,能化其猛烈之性使之和平,更能留其温暖之力使之常久也。然脾胃之温暖,恒赖相火之壮旺,附子色黑入肾,其非常之热力,实能补助肾中之相火,以厚脾胃温暖之本源也。方名四逆者,诚以脾主四肢,脾胃虚寒者,其四肢常觉逆冷,服此药后,而四肢之厥逆可回也。"

　　四逆汤在临床上应用广泛,以此方为基础而加减变化者甚多。如四逆加人参汤主治四逆汤证复又见气血大伤,需急以培元固脱;而通脉四逆汤是在四逆汤的基础上加大干姜和附子的用量,主治"阴盛格阳,真阳欲脱"之证,其主要症状除"少阴四逆"之外,尚有"身反不恶寒,其人面色赤,或腹痛,或干呕,或咽痛,或利止,脉不出"等症,其本质是真寒假热证。

　　现代药理研究证实,四逆汤对失血性休克大鼠有强心升压作用,其作用机制可能与调节肾上腺素 α 和 β 受体有关。现代中医将四逆汤广泛应用于临床各科,用以治疗肺心病、心力衰竭、心绞痛、脑梗死、慢性胃炎、结肠炎、腹泻、结肠癌、月经不调、偏头痛、精神分裂症、抑郁症、糖尿病足、骨质疏松症、雷诺综合征、术后颠倒综合征等疾病。李睿明等在维持原有口服西药的基础上加服中药四逆汤治疗难治性心衰 30 例,结果总有效率达 80%;令亚琴等选取 239 例脑梗死患者随机分为治疗组和对照组,两组常规治疗相同,治疗组在对照组的基础上给予四逆汤胶囊治疗,治疗 6 个月后,发现治疗组的显效率和总有效率明显高于对照组;杨兴俊等选取 100 例冠心病患者用四逆汤加减治疗,结果显示四逆汤可以明显改善冠心病心绞痛患者的生活质量;邹世光等运用四逆汤治疗癌性腹痛,疗效确切;莫怀山运用四逆汤加减方(附子、炙甘草、干姜、藿香、陈皮、五倍子、石榴皮)治疗 60 例年龄在 6～24 个月的证属虚寒型的腹泻患儿,结果治愈 40 例,有效 16 例,总有效率 93.33%;张永刚运用四逆汤随证加味治疗慢性胃炎证属脾(胃)肾虚寒者,总有效率达 92.1%;邹世光等运用四逆汤加减治疗重度溃疡性结肠炎,取得了满意疗效;李爱峰选取 30 例辨证属阳虚的精神分裂症患者,以四逆汤为主方加味治疗,结果治愈 15 例,显效 9 例,好转 3 例,总有效率达 90%;潘小峰等选取 96 例单纯性晕厥患者运用四逆汤随证加味治疗 1 个月并随访半年,总有效率达 95.8%;王尚均运用四逆汤加味治疗阳虚寒盛型头痛 34 例,总有效率达 92%。

当归四逆汤方证分析

【原方】 当归三两 桂枝三两(去皮) 芍药三两 细辛三两 甘草二两(炙) 通草二两 大枣二十五枚(擘。一法十二枚)

【服法】 上七味,以水八升,煮取三升,去滓。温服一升,日三服。

病案:孟某,女,62 岁,2017 年 5 月 13 日以"十指发凉、麻木半年余,加重伴疼痛 1 周"为主诉就诊。现病史:患者半年前出现十指发凉、拘急、麻木,指端较甚,未予重视。1 周前患者手指寒凉、麻木症状加重,伴有小指疼痛,得温痛缓,遂至求治。现症见:双手手指寒凉、疼痛、麻木,面色无华,唇甲色淡,纳眠差,二便可,舌体胖质淡,脉沉细。

四诊合参,诊断为少阴病当归四逆汤证,证属血虚寒厥,方用当归四逆汤加味:当归 20 g,桂枝 15 g,白芍 15 g,细辛 6 g,通草 15 g,甘草 10 g,大枣 5 枚,鸡血藤 30 g,泽兰 30 g,5 剂,水煎,日 1 剂,分早晚 2 次温服。5 月 18 日二诊,患者服药后手指发凉、麻木症状明显减轻,小指疼痛缓解,面色改善,舌质淡,苔白滑,脉沉细,守上方,继服 10 剂,煎服法同前。5 月 28 日三诊,患者诉指关节麻木、疼痛症状消失,面色明显改善,舌稍胖苔薄白,脉沉,守上方继服 7 剂后,诸症皆无。

本方养血散寒,温经通脉,所治为血虚寒凝致厥,所以方名冠以当归者,以区别于姜附四逆。《伤寒论·辨厥阴病脉证并治》第 351 条:"手足厥寒,脉细欲绝者,当归四逆汤主之。"本方方证要点是:

1. 少阴病;

2. 手足厥寒,伴有麻木、针刺样疼痛,得温痛减;

3. 面色无华,唇甲色淡,头痛,目涩,或妇女月经量少、色淡、延期甚或闭经等血虚证；

4.舌质淡苔白,脉沉细无力或细而欲绝。

本方为桂枝汤加减化裁而成。当归甘辛温,归肝、心、脾经,补肝养血,又能行血,《本草正义》曰"补中有动,行中有补",为本方之君药。配以桂枝辛甘温,归心、肺、膀胱经,以温阳通脉;芍药苦酸,入肝、脾经,可和营养血;细辛辛温,可温阳散血脉之寒邪;通草甘淡,通行血脉;大枣、甘草益脾养营血。诸药相合,有散寒邪、养血脉、通阳气之效,是临床治疗血虚寒厥之经典方。许宏《金镜内台方议》云:"阴血内虚,则不能荣于脉;阳气外虚,则不能温于四末,故手足厥寒、脉微欲绝也。"故用当归为君,以补血;以芍药为臣,辅之而养营气;以桂枝、细辛之苦,以散寒温气为佐;以大枣、甘草之甘为使,而益其中,补其不足;以通草之淡,而通行其脉道与厥也。"

本方多用于治疗周围血管神经病变及妇科等疾病。单梅花运用当归四逆汤治疗雷诺综合征临床观察,总有效率95.83%;杨洪志临床研究发现,当归四逆汤加味联合治疗糖尿病周围神经病变疗效显著;马连珍应用当归四逆汤治疗心血管疾病属心阳痹阻、阴寒凝滞证者效果显著;李环运用当归四逆汤治疗多发性神经炎52例,总有效率96.2%;李长慧等运用当归四逆汤治疗痛经84例,总有效率95.18%;李艳英运用当归四逆汤加减治疗子宫内膜异位症寒凝血瘀型临床观察15例,总有效率100%。此外,本方对冻疮、红斑性肢痛、头痛、牙痛等病症均有很好的疗效。

真武汤方证分析

【原方】 茯苓、芍药、生姜各三两(切) 白术二两 附子一枚(炮,去皮,破八片)

【服法】 上五味,以水八升,煮取三升,去滓。温服七合,日三服。

病案一:李某,男,47 岁,2016 年 7 月 16 日以"腰痛 5 年"为主诉就诊。5 年前无明显诱因腰痛,乏力、倦怠,至当地医院查尿蛋白(++),长期服石淋通及中药治疗,5 年来症状反复,7 天前复查尿常规:尿蛋白(++);肾功能:尿素氮 9.22 mmol/L,肌酐 104.20 mmol/L,尿酸 440 mmol/L。刻诊:腰痛,双下肢轻度水肿,倦怠乏力,怕冷,纳差,小便不畅,大便日 2~3 次,舌质淡,苔白,脉沉迟无力。既往高血压病史 10 年,口服卡托普利片,血压控制可。四诊合参,诊断为少阴病真武汤证,证属阳虚水泛,遂予真武汤加味:茯苓 15 g,白芍 15 g,白术 10 g,炮附子 9 g,生姜 9 g,泽泻 10 g,10 剂,每日 1 剂,水煎分早晚 2 次温服。复诊诉腰痛缓解,双下肢水肿消,倦怠乏力、纳差改善,上方继服 2 个月,患者诉腰痛消失,无明显不适,尿蛋白(-)。

病案二:李某,男,32 岁。患头痛病,每在夜间发作,疼痛剧烈,必以拳击头始能缓解。血压正常,心肺正常。西医检查未明确诊断,头痛不耐时,只好服止痛药片。问如何得病? 答:夏天开车苦热,休息时先痛饮冰冻汽水或啤酒,每日无间,至秋即觉头痛。问头痛外尚有何症? 答:两目视物有时黑化缭乱。望面色黧黑、舌质淡嫩、苔水滑,脉沉弦而缓。此证乃阳虚水泛上蔽清阳所致,以其色脉之诊可以确定。拟:附子四钱,生姜四钱,桂枝二钱,茯苓八钱,白术三钱,炙甘草二钱,白芍三钱。其服 6 剂获安,继用服苓桂术甘汤 4 剂巩固疗效而愈。(选自《伤寒挈要》)

真武汤为仲景温阳利水代表方,主证总不外乎阴寒之水。《伤寒论·辨太阳病脉证并治》第 82 条云:"太阳病,发汗,汗出不解,其人仍发热,心下悸,头眩,身𥆧动,振振欲擗地者,真武汤主之。"《伤寒论·辨少阴病脉证并治》第 316 条:"少阴病,二三日不已,至四五日,腹痛,小便不利,四肢沉重疼痛,自下利者,此为有水气。其人或咳,或小便利,或下利,或呕者,真武汤主之。"清初高学山有云:"小便利,当作不利,盖利则不致有水气。并无下利等症,且可不必主真武汤矣……用真武汤壮阳以渗水,补阳以泄阴,而奠定之功,直与神禹同垂百世矣。"历代医家多用来治疗少阴阳虚水泛证。本方方证要点是:

1. 少阴病;

2. 神情倦怠,面色黧黑或灰暗无华,亦可见面色㿠白而虚浮;

3. 心悸、头眩、肢体沉重、浮肿等肾阳虚证;

4. 舌质淡,舌体胖边有齿痕,苔白滑或白厚,脉沉细或沉迟无力。

真武汤附子为君,辛甘性热,温肾助阳,化气行水,又能温脾运化水湿。茯苓、白术为臣,茯苓利水渗湿,使水饮从小便去,白术健脾燥湿。张元素有云:"附子以白术为佐,乃除寒湿之圣药。"佐以白芍、生姜,《名医别录》记载:"白芍通顺血脉,缓中……散水气,利膀胱、大小肠……"此方选用白芍,既利小便行水气,又能缓急止痛,敛阴舒筋解筋肉颤动,且能防附子燥热伤阴;生姜既助附子温阳散寒,又合茯苓、白术宣散水湿。凡有水气者,当小便不利,在太阳中风、太阳伤寒中亦都有兼小便不利时的证治,正如《医宗金鉴》所说:"论中,心下有水气,发热有汗,烦渴引饮,小便不利者,属太阳中风,五苓散证也。发热无汗,干呕不渴,小便不利者,属太阳伤寒,小青龙汤证也。今少阴病二三日不已,至四五日,腹痛下利,阴寒深矣。设小便利,是纯寒而无水,乃附子汤证也。今小便不利,或咳或呕,此阴寒兼有水气之证,故水寒之气,外攻于表,则四肢沉重疼痛,内盛于里,则腹痛自利也,水气停于上焦胸肺,则喘咳而不能卧,停于中焦胃府,则呕而或下利,停于下焦膀胱,则小便不利或少腹满,种种诸证,总不外乎阴寒之水……故惟主以真武汤温寒以制水也。"

临床应用真武汤治疗各种疾病属肾阳虚衰,水气泛滥者,均取得良好疗效。现代广泛应用于泌尿系统如慢性肾炎、肾病综合征、尿毒症等;消化系统疾病如腹泻、肠易激综合征、顽固性呕吐、慢性胃炎等；儿科如小儿睾丸鞘膜积液、神经性尿频、新生儿硬肿症等；心脑血管系统如慢性心衰、高血压、梅尼埃综合征等；妇科如白带异常、痛经、月经不调、产后水肿、慢性盆腔炎等；内分泌系统如糖尿病、甲状腺功能减退、汗证等；亦可治疗失音证、疝气、眼睑瞤动、腰痛、阑尾炎、耳鸣等疾病。冀雯芳运用加味真武汤辅助治疗老年舒张性心力衰竭65例，疗效优良率87.69%，高于对照组；张西平运用加味真武汤治疗慢性功能性腹泻50例，总有效率92.0%；刘婉丽等运用加味真武汤治疗心源性胸水43例，总有效率87.76%；雪忠元运用真武汤加减治疗顽固性下肢溃疡50例，痊愈45例，显效5例；沈建峰运用真武汤加减治疗羊水过多80例，总有效率91.25%；王宏等运用真武汤治疗重症患者毛细血管渗漏综合征16例，总有效率87.2%。

附子汤方证分析

【原方】 附子二枚(炮,去皮,破八片) 茯苓三两 人参二两 白术四两 芍药三两

【服法】 上五味,以水八升,煮取三升,去滓。温服一升,日三服。

病案一:高某,男,平素骨节疼痛,医多以"颈椎病""腰椎病"诊治,亦误用解热镇痛药物,效果不佳,而又伤及脾胃,复又呕吐清冷稀水,遂来寻诊,刻下症见:精神萎靡,畏寒怕冷,身痛,关节痛,时有呕利腹痛,舌淡暗,苔薄略黑,脉沉迟,遂诊断为少阴病附子汤证,给予附子汤4剂而愈。

病案二:谢某,女,28岁,唐林村人,感冒后不欲食。本属脾胃虚弱,应补之益之,却以为胃中积滞,用盐卤泻之。泻后胃纳有减无增,并出现夜间不寐,迄今已14日矣。询知胸闷心悸,倦怠畏寒,身重跗肿,四末发冷。食后心下沉闷,大便溏,小便不利,口不干苦。视其舌,淡红无苔。切其脉,沉缓无力。诊其腹,心下痞满,无抵抗。脉证分析:温病伤阴,伤寒损阳,《素问·生气通天论》云:"阳气者,若天与日,失其所则折寿而不彰。"今伤寒后阳气不足,复经攻下,阳气更虚,致水饮泛滥,凌心则神不安宅而心悸不寐;饮邪弥漫,中州无光,土不制水而水肿便溏。治当温阳健脾,化气利水,阳气旺则阴自消、脾土健则水自落。调兵遣将,真武汤、附子汤皆可胜任,然本案脉象无力,似更宜附子汤也。拟:附子10 g,白术15 g,茯苓15 g,白芍10 g,党参10 g,生姜10片,2剂。二诊:夜寐可达5小时,小便增多,身重跗肿大减,畏寒亦轻,四肢转温,纳化仍差,脉舌如前,阳气恢复一分,水饮退却一分,今效已昭然,恢复健康,企踵可待,原方3剂。三诊:夜寐甘甜,纳化几近正常,令服归脾丸以善后。(选自《临证实验录》)

附子汤见于《伤寒论·辨少阴病脉证并治》第304条:"少阴病,得之一

二日,口中和,其背恶寒者,当灸之,附子汤主之"。第305条:"少阴病,身体痛,手足寒,骨节痛,脉沉者,附子汤主之。"成无己分析道:"少阴客热,则口燥舌干而渴。口中和者,不苦不燥,是无热也。背为阳,背恶寒者,阳气弱,阴气胜也,《经》曰,无热恶寒者,发于阴也。灸之,助阳消阴;与附子汤,温经散寒。"本方方证要点是:

1. 少阴病;

2. 肢冷背寒;

3. 身体骨节疼痛;

4. 舌淡,苔白滑,脉沉。

本证的病理症结主要是阳气虚弱,由于里阳不足,生阳之气陷而不举所以其脉沉,阳气虚衰不能充达四肢故手足寒;阳气虚衰,水寒不化,留滞于经脉骨节之间,故身体痛、骨节痛。方中附子大辛大热,为回阳救逆第一品药,用以温经散寒止痛;人参大补元气,可峻补元阳之虚;白术、茯苓共用,功能温中健脾除湿,以祛寒湿之邪;芍药和营通痹,还可防止附子过于辛热,诸药合用,共奏温经扶阳,除湿止痛之功。正如高学山说:"身体骨节紧痛,手足寒冷,皆寒邪凝结,而无阳气以御之,脉又沉而在里,则纯是一片阴寒,故用附子汤以温之。大凡寒极则湿聚,阳光不布,而妖水为灾,上奔则呕,下奔则利,势所必至,故温阳补虚渗湿之附子汤,当直任而无可挪移也。"

附子汤与真武汤皆用术、附、苓、芍,药物仅相差一味,但附子汤中附子、白术之用量甚大,较真武汤多一倍,又佐以人参,温阳散寒之力更强,主治阳虚、寒湿内盛所导致的身体骨节疼痛、恶寒、腹胀纳差、疲乏等症;而真武汤中附子用量较小,佐以生姜以温散水气,治疗肾阳虚衰、寒水上泛所致的肢冷畏寒、浮肿、小便不利、眩晕、心悸等症,两方所主病证同为阳虚,但附子汤重在温补元阳,真武汤重在温散水气。

现代药理研究证实,附子汤能显著改善心功能、减轻心衰症状、降低心衰死亡率,提示附子汤不仅能直接加强心肌收缩力、扩张外周血管、减轻前后负荷、改善心脏舒缩功能,而且具有调节改善心衰大鼠神经内分泌功能的作用{黄惠刚,朱奔奔,黄波.附子汤对慢性充血性心力衰竭模型大鼠BNP、IL-6水平的影响[J].陕西中医,2009,30(6):745-746.}。现代中医将附子汤广泛应用于临床各科,用以治疗慢性心功能不全、慢性肾炎、肝炎、风湿性关节炎、慢性肠炎、盆腔炎、内耳眩晕症、习惯性流产、早产、妊娠腹痛、不孕症、胃溃疡、糜烂性胃炎、胃下垂、嗜睡、变应性鼻炎等疾病。张秀云等以附子汤加味治疗充血性心力衰竭,结果显示总有效率93.3%;魏振装等选择准备施行人工心脏瓣膜置换术的风湿性心脏病合并慢性心功能不全和先心病患者17例,以附子汤加麝香敷贴神阙穴治疗,其对心功能的改善效果令人满意;刘福存等采用随机对照试验观察附子汤治疗轻中度膝骨关节炎寒湿痹阻证的临床疗效,将163例轻中度寒湿痹阻证患者分为西药组和附子汤组,两组均治疗5个月后,发现附子汤组50米行走后膝关节疼痛评分和骨关节炎指数均小于西药组;朱心玮等采用附子汤联合独活寄生汤治疗寒湿型腰椎间盘突出症,2周后,结果治愈4人,显效15人,有效10人,无效4人,总有效率87.88%;陈保平采用附子汤加减方治疗顽痹患者160例,总有效率91.7%;刘玉海、唐元祥应用附子汤加减治疗先兆和习惯性流产53例,总有效率98.11%。

桃花汤方证分析

【原方】 赤石脂一斤(一半全用,一半筛末) 干姜一两 粳米一升

【服法】 上三味,以水七升,煮米令熟,去滓。温服七合,内赤石脂末方寸匕,日三服。若一服愈,余勿服。

病案一:李某,男,51岁,腹痛泄泻数十日,中西药物治疗均不效,刻下症见:泄泻日行五六次,泻下物如鱼脑,全无臭气,面色㿠白,四肢不温,舌淡,苔白,脉沉细,诊为少阴病桃花汤证,法仲景方桃花汤,原方予之,3日而愈。

病案二:陈某,脉微细,肢厥,下利无度。吴茱萸汤但能止痛,仍不进食。此阳败阴浊,腹气欲绝,用桃花汤,赤石脂,干姜,粳米。(选自《临证指南医案》)

桃花汤出自《伤寒论·辨少阴病脉证并治》第306条:"少阴病,下利便脓血者,桃花汤主之。"第307条:"少阴病,二三日至四五日腹痛,小便不利,下利不止,便脓血者,桃花汤主之。"桃花汤主治虚寒下利,滑脱不禁之证,其症候特点是虽脓血杂下,必无里急后重,亦无臭秽之气,而有脾肾虚之象。正如《黄帝内经》云:"脾病虚则腹满肠鸣,飧泄,食不化。"又如《景岳全书》云:"久泻无火,多由脾肾虚寒也……泄泻不愈,必自太阴传于少阴。"本方赤石脂,主泻痢,肠澼脓血,下血赤白,为君药;干姜,主胸满咳逆上气,温中,止血;粳米,温胃和中。诸药合用,共奏温中涩肠止痢之功。本方方证要点是:

1. 少阴病;

2. 下利不止,或便脓血,色暗不鲜,无热无臭;

3. 腹痛绵绵,喜温喜按,口淡不渴,纳差食少,小便不利;

4. 舌淡,苔白,脉沉迟。

本方在临床中常用于慢性结肠炎、慢性肠炎、慢性痢疾、痢疾综合征等

日久不愈证属脾肾虚寒者。邱复亮运用桃花汤合参苓白术散加减治疗溃疡性结肠炎 60 例,总有效率 91.67%;麻日明用桃花汤加减治疗慢性腹泻 43 例,痊愈 15 例,显效 16 例,有效 8 例,总有效率 90.7%;冀文鹏用桃花汤加味治疗溃疡性结肠炎 52 例,总有效率 96.15%;陈锋等以桃花汤为主治疗抗生素相关性腹泻 32 例,治疗组优于对照组;张欣欣用桃花汤治疗 51 例小儿慢性迁延性腹泻,总有效率达 96.0%。

黄连阿胶汤方证分析

【原方】　黄连四两　黄芩二两　芍药二两　鸡子黄二枚　阿胶三两(一云三挺)

【服法】　上五味,以水六升,先煮三物,取二升,去滓,内胶烊尽,小冷,内鸡子黄,搅令相得。温服七合,日三服。

病案:黄某,女,47 岁,2017 年 3 月 12 日以"失眠多梦 1 年,加重 1 周"为主诉就诊。现病史:患者 1 年前无明显诱因出现入睡困难,或凌晨两三点早醒,醒后难以入睡,甚则通宵失眠,夜间平均睡眠 2 小时,多梦,白天精神不振,平素易怒,情绪不稳,偶有胸闷,曾间断服用中西药物治疗,症状好转,但停药后易复发,1 周前上述症状加重。刻下症见:入睡困难,醒后难以入睡,多梦,情绪烦躁,心烦易怒,胸闷,眠差,口干口苦,精神倦怠,头晕乏力,纳少,小便黄,大便干。月经周期不规律,量少色深红。舌质红,苔薄黄,脉细数。

四诊合参,诊断为少阴病黄连阿胶汤证,证属心肾不交,遂予黄连阿胶汤:黄连 12 g,阿胶(烊化)10 g,鸡子黄(后入药汁内服)1 枚,黄芩 10 g,赤芍 10 g,5 剂,水煎,日 1 剂,分早中晚服。煎法为用水 1 000 mL,先煎煮黄连、黄芩、赤芍 3 味,取水煎液约 400 mL,去滓,放入阿胶烊化,稍冷,放入鸡子黄 1 枚搅拌即得,每天服用 3 次,每次 140 mL。服药期间忌食辛辣温燥之品。3 月 16 日二诊:患者诉服药后睡眠明显改善,睡眠时间延长 1~2 小时,精神好转,情绪较前平稳,胸闷、头晕、乏力症状消失,仍有口干口苦,纳可,舌质红,苔黄腻,脉细有力。守上方,加生石膏 30 g(后下),5 剂,日 1 剂,分早中晚服,煎煮法同前。3 月 22 日三诊:患者诉睡眠时间延长,夜间平均睡眠 5~6 小时,精神可,口干口苦明显减轻,舌红苔白,脉弦细。守上方,继服 7 剂,以巩固效果。

　　黄连阿胶汤出自《伤寒论·辨少阴病脉证并治》第 303 条:"少阴病,得之二三日以上,心中烦,不得卧,黄连阿胶汤主之。"清代温病学家吴鞠通在《温病条辨》中指出:"少阴温病,真阴欲竭,壮火复炽,心中烦,不得卧者,黄连阿胶汤主之。"本方方证要点是:

　　1. 少阴病;

　　2. 失眠多梦;

　　3. 心烦易怒、口燥咽干、手足烦热等阴虚火旺证;

　　4. 舌质红,苔少,脉细数或弦细。

　　黄连阿胶汤是滋阴降火的代表方,有育阴清热、交通心肾之功用。方中黄连、黄芩泻心火,阿胶、鸡子黄滋心肾之阴;芍药配黄芩、黄连,酸苦泄热,配阿胶、鸡子黄,酸甘化阴。成无己在《注解伤寒论》中分析此方用药:"阳有余,以苦除之,黄连、黄芩之苦以除热;阴不足,以甘补之,鸡子黄、阿胶之甘以补血;酸,收也,泄也,芍药之酸,收阴气而泄邪热也。"鸡子黄擅长养心滋肾,宜生用,当在药液稍凉时加入。诸药配伍,共奏清心火,滋肾阴,交通心肾,敛阴和阳之功效。

　　此外,本方还可以治疗以下利、便脓血、失血为主证的少阴病。《温病条辨》记载:"春温内陷下痢……加减黄连阿胶汤主之。"此方证之"下利便脓血"是由于少阴病从热化,邪热稽留,化热入里,蕴结成毒,邪热损脂伤膜动及血分,邪在上则心神不安、烦躁失眠,邪在下,则肠中腐败,下利脓血。本方对血热妄行引起的血证亦颇有疗效,黄连、黄芩苦寒直折,清上焦郁热,《神农本草经》载黄芩有"下血闭"的功效,阿胶有疗"心腹内崩,女子下血"的功效。

　　本方临床疗效确切,配伍精当,只要符合"心中烦,不得卧"且阴虚内热者,均可使用本方化裁,用之皆有良效。若阴虚较重者,可加生地黄、百合,以滋养阴液;若肝血不足者,可加用酸枣仁、当归,以养肝补血安神;若肝阳上亢明显者,可加用生龙骨、生牡蛎,以重镇安神。

　　本方需与栀子豉汤鉴别:二者均以心烦不得眠为主证。但本方证病机属少阴肾阴不足,心火亢盛,故除主证外,伴有咽干口燥、舌红少苔、脉细数等阴虚火旺等证,治以滋阴清火为主。而栀子豉汤证病机属无形邪热扰于胸膈,主证为心中懊恼,卧起不安,虚烦不得眠,舌苔薄黄,脉数等,无阴伤之候,治以清宣胸膈郁热为主。

现代研究发现,黄连阿胶汤不仅具有镇静、抗焦虑、抗抑郁、活血止血的作用,在临床上广泛应用于糖尿病周围神经病变、脑炎、痢疾、产后发热、肺结核出血等疾病。麦秀军使用随机对照研究黄连阿胶汤治疗更年期失眠症,总有效率为96%;黄坚红等运用黄连阿胶汤治疗脑卒中后焦虑症,总有效率88.89%;杨普生运用黄连阿胶汤治疗阴虚型痢疾24例,经治疗痊愈率95.83%;张兰运用黄连阿胶汤治疗女性更年期口干症患者,有效率90%;余信之运用加味黄连阿胶汤治疗心房纤颤40例,结果临床显效23例,有效15例,总有效率95%;刘得华运用黄连阿胶汤加减治疗阴虚热盛型糖尿病47例,结果显效27例,有效15例,总有效率89.4%;司继春等运用黄连阿胶汤合导赤散治疗重型口疮25例,结果痊愈病例占84%,显效病例占16%;李武德以黄连阿胶汤为主方结合西医常规治疗方法治疗萎缩性舌炎28例,结果显效17例,有效9例,总有效率92.90%。

麻黄附子甘草汤方证分析

【原方】 麻黄二两(去节) 甘草二两(炙) 附子一枚(炮,去皮,破八片)

【服法】 上三味,以水七升,先煮麻黄一两沸,去上沫,内诸药,煮取三升,去滓。温服一升,日三服。

病案一:许某,男性,47岁,1978年5月4日初诊。右侧头痛2天,自感无精神,两手逆冷,恶寒无汗,口中和,不思饮,咽红,舌质淡,苔薄白,脉沉细。处方:麻黄10 g,炮附子10 g,炙甘草6 g,川芎10 g。服药1剂,微汗出,头痛解,精神如常,未再服。(选自《冯世纶医案》)

病案二:李某,女,44岁,于2014年6月7日以"月经淋漓不尽15天"为主诉来诊。现病史:患者15天前于月经末期淋雨受凉,后出现月经淋漓不尽,量少,色黑,有块,无腹痛。刻下症见:恶寒,无汗,手足不温,纳可,眠差,小便频,大便可,舌淡,苔薄白,脉沉。

四诊合参,诊断少阴病麻黄附子甘草汤证,证属阳虚兼有外感轻证,给予麻黄附子甘草汤加味:炙麻黄10 g,制附子9 g,甘草15 g,茯苓15 g,当归15 g,4剂,水煎,日1剂,分早晚2次温服。二诊诉服药后月经淋漓不尽症状消失,为巩固治疗,守上方继服3剂。

麻黄附子甘草汤证见于《伤寒论·辨少阴病脉证并治》第302条:"少阴病,得之二三日,麻黄附子甘草汤微发汗。以二三日无证,故微发汗也。""得之二三日",相对麻黄细辛附子汤"少阴病,始得之"而言,病程较长,正虚较甚,然无吐、利、肢厥等里证,病势尚缓,邪气较轻,故用附子温少阴之阳,麻黄散太阳之寒,炙甘草益气缓急,防辛散太过,即"微发汗"之意。麻黄附子甘草汤为温经解表之缓剂,正如柯韵伯所说:"少阴制麻黄细辛附子汤,犹太阳之麻黄汤,是急汗之峻剂,制麻黄附子甘草汤犹太阳之桂枝汤,是缓汗之

和剂。"历代医家,但凡少阴病欲发汗者,熟附固肾,以不使麻黄深入肾经动液为汗,临证之时,受益良多。本方方证要点是:

1. 少阴病;

2. 神疲怠倦、手足厥冷、小便清长等少阴轻证;

3. 发热恶寒等太阳轻证;

4. 舌淡,苔薄白,脉沉。

麻黄附子甘草汤临床应用比较广泛,常用于感冒、流行性感冒、支气管炎、风湿性关节炎、过敏性鼻炎、皮肤瘙痒等病属阳虚感寒者。王丽芳、苏彩霞用麻黄附子甘草汤加减与雷火灸联合治疗荨麻疹 50 例,治疗组总有效率100%,高于对照组92%;黄晓峰用麻黄附子甘草汤加味治疗糖尿病周围神经病变 200 例临床观察,将 200 例患者随机分为 2 组,治疗组 100 例在常规西医降糖配合下服用麻黄附子甘草汤加味,对照组 100 例在常规西医降糖配合下口服维生素 B_{12} 片,结果显示总有效率治疗组 90.0%,对照组 82.0%;彭礅用麻黄附子甘草汤加味治疗哮喘症 82 例,总有效率 90.2%。

猪苓汤方证分析

【原方】　猪苓(去皮)、茯苓、泽泻、阿胶、滑石(碎)各一两

【服法】　上五味,以水四升,先煮四味,取二升,去滓,内阿胶烊消。温服七合,日三服。

病案一:胡某,男,21岁,以"腰痛、小便不畅"为主诉来诊。其人面目及下肢轻度浮肿,心烦不得眠,口渴,舌红,苔黄,脉弦细。诊为阳明病猪苓汤证,即给予猪苓汤加减治疗,1个月后诸证皆除,半年后随访未再复发。

病案二:郑某,女性,30岁,干部,1960年12月10日来中医研究院门诊治疗。患者于1957年3月出现不明原因的尿频症状,每昼夜13~14次,尿道有烧灼感,尿后且有数滴鲜血,当时诊断为"急性膀胱炎",虽经治疗,但嗣后每年均有同样的急性发病2~3次;1960年2月发作更重,除尿血、尿频、尿痛外,并有发热、脸肿及腰痛症状,尿培养大肠杆菌阳性,诊断为"肾盂肾炎"。经用中西药治疗后虽有好转,但尿频、尿痛、腰痛及脸肿仍不时出现,有时更有头痛及失眠。尿培养大肠杆菌阳性,尿常规有痕迹蛋白,白细胞偶见,诊断为"慢性泌尿系感染"(肾盂肾炎及膀胱炎)。中医诊断为劳淋,用清补兼施法治疗。处方:干地黄12 g,生黄芪12 g,车前子12 g,牛膝9 g,菊花9 g,茯苓9 g,泽泻9 g,猪苓9 g,枸杞12 g,陈皮4.5 g,甘草9 g。上方加减服月余,1961年1月13复诊,尿频、尿痛明显减轻,但左下腹仍有时绵绵作痛。系有瘀滞之征,遂先后以当归芍药散、桂枝茯苓丸以及内托生肌散作汤疏和气血、补虚消瘀,调摄半年后,肾盂肾炎及膀胱炎未再发作。(选自《岳美中医案集》)

猪苓汤首见于《伤寒论·辨阳明病脉证并治》第223条:"若脉浮发热,渴欲饮水,小便不利者,猪苓汤主之。"《伤寒论·辨少阴病脉证并治》第319条:"少阴病,下利六七日,咳而呕渴,心烦不得眠者,猪苓汤主之。"成无己分

析道:"脉浮发热者,上焦热也;渴欲饮水者,中焦热也;小便不利者,邪客下焦,津液不得下通也。与猪苓汤利小便,以泻下焦之热也。"本方方证要点是:

1. 少阴病;

2. 发热,渴欲饮水,小便不利;

3. 面目浮肿,腰酸腰痛,心烦不眠;

4. 舌红,苔微黄,脉细数。

本方以猪苓为君药,淡渗利水;以泽泻、茯苓为臣药,其性味甘淡,不但可助猪苓利水渗湿,且泽泻性寒兼可泄热,茯苓健脾以助运湿;佐以甘寒之滑石,利水清热;阿胶擅于滋阴润燥。五药合用,既可利水渗湿,又可清热养阴,正如汪昂在《医方集解》所言:"热上壅,则下不通,下不通则热益上壅;又湿郁则为热,热蒸更为湿,故心烦而呕渴,便秘而发黄也。淡能渗湿,寒能胜热,茯苓甘淡,渗脾肺之湿;猪苓甘淡,泽泻咸寒,泻肾与膀胱之湿;滑石甘淡而寒,体重降火,气轻解肌,通行上下表里之湿;阿胶甘平润滑,以疗烦渴不眠;要使水道通利,则热邪皆从小便下降,而三焦俱清矣。"

猪苓汤与五苓散俱为利水渗湿之常用方,两方均使用猪苓、茯苓、泽泻,都可用于治疗小便不利、身热口渴等症。但五苓散证的病机为水湿内蕴、膀胱气化不利,常伴见太阳表证、水肿、泄泻、水入即吐、心下痞满、头晕目眩、脉浮数等太阳蓄水之症,治当温阳化气、利水渗湿;而猪苓汤证的病机为水热互结、热伤阴津,除小便不利、身热口渴之症外,常伴见呕吐、腰酸、烦躁、失眠、脉细数等阴虚内热症,治当清热利水、滋阴生津。二者利水相同,然温阳、滋阴各异。

现代药理研究证实,猪苓汤所含的猪苓多糖能减轻四氯化碳对中毒性肝炎小鼠肝脏的损伤,使肝组织病理损伤减轻、血清谷丙转氨酶活力下降,对小鼠肝损伤具有较好的治疗效果。现代中医将猪苓汤广泛应用于临床各科,用以治疗肾炎、膀胱炎、泌尿系结石、肾积水、肝硬化、肝癌腹水、产后尿潴留、肠炎、小儿腹泻、中耳炎、干眼症等疾病。党永隆将 100 例肾病综合征患者随机分为 2 组,治疗组在西药对照组的基础上口服猪苓汤,结果表明治疗组有较好疗效;董慧贤使用猪苓汤加味方治疗外科手术后排尿困难,总有效率80%;赵波采用猪苓汤加味方(猪苓、茯苓、泽泻、滑石、阿胶、牛膝、生黄芪、麦冬、甘草)治疗反复性泌尿系感染,疗效满意;赵萌将124例慢性肾炎患者随机分为2组,治疗组在对照组的基础上予以猪苓汤加味方(猪苓、茯苓、泽泻、阿胶、滑石、生地黄、山萸肉、山药、党参、黄芪),总有效率86.7%;李军体应用猪苓汤联合西药治疗肾癌尿血患者,结果发现其可以显著改善肾癌患者的生活质量,疗效可靠;赵伟东采用猪苓汤加减方治疗复发性尿路结石,总有效率82.5%;张洪清在西医常规治疗的基础上加用猪苓汤治疗颅脑损伤,疗效满意。

四逆散方证分析

【原方】 甘草(炙)　枳实(破,水渍,炙干)　柴胡　芍药

【服法】 上四味,各十分,捣筛。白饮和,服方寸匕,日三服。

病案一:田某,女,41 岁。素有胸胁胀痛,时发太息,少腹时痛,近日诸病情加重,又见口干吐酸,四肢不温,舌红苔白,脉象沉弦,诊为少阴病四逆散证,证属肝胃气滞,阳郁致厥,给予四逆散方煎汤服用,4 剂而诸症俱除。

病案二:袭某,女,83 岁,发热 5 天,头昏痛,口干苦,渴欲饮,大便 3 天未行,小便溲红而短,昨夜昏眩不能起床,四肢冰冷,体温38.8 ℃,苔白厚,脉弦有力。按厥逆一证,属阳虚不能达于四肢者为多,本证口干苦而渴,小便红,脉弦有力,与阳虚之厥显然有别。系病邪内入已深,郁结已甚,故作四肢厥冷。年事虽高,仍需解郁泻热,使邪去正复,厥逆自回,方用四逆散加味:柴胡 6 g,白芍 6 g,枳实 6 g,甘草 6 g,甘菊 12 g,黄芩 9 g。翌晨来诊,体温已正常(36.8 ℃),昨日大便 2 次,一宿安睡。今晨精神舒畅,续服上方 1 剂而愈。(选自《广东医学》)

病案三:黎某,男,24 岁。1993 年 6 月 30 日初诊。患者常年大便溏泻、每日三四行,少腹疼痛、一痛即泻,而有不尽之感,虽泻而其腹痛不减,大便带有白色黏液。西医诊断为"慢性肠炎"。患者面色晦滞,胁肋胀满,口虽干而不欲饮,舌质暗红,苔白腻,脉弦小涩。此证为肠有滞热,热灼津液下注为利,又兼有肝气郁滞,疏泄不利,气郁化火等证情,而非一般腹泻之可比。治当泻热破结,"通因通用",散结理气,用大黄牡丹皮汤合四逆散加减:大黄 3 g,牡丹皮 12 g,冬瓜仁 30 g,桃仁 14 g,金银花 15 g,柴胡 12 g,枳壳 10 g,木香 10 g。5 剂都尽,少腹疼痛大减,大便次数减为每日 2 次,仍有黏液和下利不爽之感,此乃余邪不尽之症。又服 5 剂,少腹不痛,大便顺畅,每日 1 次,黏液不见。后以调理脾胃善后,数剂而愈。(选自《刘渡舟医案全集》)

四逆散见于《伤寒论·辨少阴病脉证并治》第318条:"少阴病,四逆,其人或咳,或悸,或小便不利,或腹中痛,或泄利下重者,四逆散主之。"本证四逆的程度不重,如李中梓说:"此证虽云四逆,必不甚冷,或指头微温,或脉不沉微,乃阴中涵阳之证,唯气不宣通,是以逆冷。"本方方证要点是:

1. 少阴病;

2. 阳郁厥逆,手足不温;

3. 腹中痛,泄利下重,女子多伴月经不规律,或经行腹痛等肝胃气滞证;

4. 舌淡,苔白,脉沉弦或弦。

四逆散以舒肝和胃,透达郁阳为法,主治阳郁厥逆证。柴胡为君药,入肝胆经,疏肝解郁,升阳透邪。白芍为臣药,与柴胡合用,既可补养肝血,条畅肝气,又防柴胡升散耗伤阴血之弊。枳实为佐药,与柴胡相配,增加理气解郁,调畅气机之功;与白芍相伍,又有调和气血之效。甘草调和诸药,益脾和中,为使药。诸药相合,共奏透邪解郁,疏肝理脾和胃之效,使邪去郁解,气血调畅,清阳得升,四逆自愈。正如《医宗金鉴》说:"君柴胡以疏肝之阳,臣芍药以泻肝之阴,佐甘草以缓肝之气,使枳实以破肝之逆,三物得柴胡,能外走少阳之阳,内走厥阴之阴,则肝胆疏泄之性遂,而厥可通也。"原方用白饮(米汤)和服,亦取中气和则阴阳之气自相顺应之意。

现代临床多运用此方治疗脾胃肝胆疾病、胰腺炎、溃疡性结肠炎、肋间神经痛以及妇科疾病,同时对于抑郁症也有较好的临床效果。崔燕利运用加味四逆散治疗胃脘痛40例,有效率97.5%;李峰运用四逆散联合半夏泻心汤治疗肝胃不和型慢性胃炎40例,总有效率95%;王贵刚运用四逆散加味治疗胆道蛔虫合并胰腺炎36例,总有效率90%;谢激扬研究发现,四逆散加减汤治疗酒精性肝纤维化,具有显著的临床疗效;陈瑜运用四逆散加味治疗肋间神经痛40例,总有效率97.5%;郑超运用四逆散加味治疗慢性胆囊炎50例,总有效率85.45%;陈立正运用四逆散治疗慢性病毒性肝炎18例,总有效率94.5%;金锡容等运用四逆散加味治疗乳腺增生55例,总有效率90.91%;南新民运用四逆散加味治疗慢性盆腔炎48例,总有效率100%;袁洪泉等临床运用四逆散联合治疗抑郁症56例,总有效率91.1%。四逆散是疏肝胃气滞的基础方剂,临床运用范围广泛,上述疾病只要具有肝胃(脾)气滞证候,皆可运用本方加减化裁。

桔梗汤方证分析

【原方】　桔梗一两　甘草二两

【服法】　上二味,以水三升,煮取一升,去滓。温分再服。

病案一:余某,男,22 岁,咽喉红肿疼痛 3 日,始予生甘草 30 g 熬水代茶饮无效,改为生甘草 30 g,桔梗 15 g,煮汁代茶,3 日而除。此即桔梗汤,效如桴鼓。

病案二:一男子不时咳嗽,作渴自汗,发热便数。彼恃知医,用清肺降火,理气渗利之剂,小便不通,面目赤色,唇裂。痰壅,肺脾胃三脉浮大,按之而数。此足三阴亏损,不能相生,当滋化源,否则成痈。彼不信,仍用分利之剂,后果患肺痈,始悟其言。用桔梗汤而愈。(江瓘《名医类案》)

桔梗汤首见于《伤寒论·辨少阴病脉证并治》第 311 条:"少阴病,二三日,咽痛者,可与甘草汤;不差,与桔梗汤。"《金匮要略》第七章《肺痿肺痈咳嗽上气篇》第 6 条也提到:"咳而胸满,振寒脉数,咽乾不渴,时出浊唾腥臭,久久吐脓如米粥者,为肺痈,桔梗汤主之。"桔梗汤组成仅两味,但其量大力专,功效不容小觑。本方又名甘桔汤,为治疗咽喉痛的基本方,还能治风热犯肺的失音,至于肺痈,正如曹颖甫先生曰:"故咯痰不出者,用桔梗甘草汤,无不克日取效……所谓在高者引而越之也。"本方方证要点是:

1. 少阴病;

2. 咽喉肿痛,干而不渴;

3. 咳嗽痰多,其味腥臭;

4. 舌红苔黄,脉细无力。

少阴经脉循喉咙,客热中于少阴经脉,上攻咽喉,损伤脉络,症见咽痛不适,局部充血红肿,治以甘草汤清热解毒止痛;若服甘草汤而咽痛不除,可用桔梗汤,基于甘草清热解毒之基础上,加桔梗以辛开散结、开肺利咽,两者并用,有清热解毒,宣肺散结,利咽止痛之效。据临床观察,若肺痈已成者,合用《千金》苇茎汤,清肺化痰,则疗效更好。

现代临床研究发现,桔梗汤的宣肺止咳、利咽解毒、祛痰排脓之功与抗炎、祛痰等作用有关,其主要活性成分为桔梗皂苷和甘草皂苷。桔梗皂苷和甘草皂苷对多种急性非特异性炎症有明显抗炎作用,其机制与抑制多种组织源性炎症介质密切相关。桔梗汤临床广泛应用于急慢性咽炎、支气管扩张、食管反流性咽炎、喉源性咳嗽等疾病。郑秀琴运用桔梗汤治疗支气管扩张34例,总有效率94.12%;柴峰等运用桔梗汤合保和丸治疗胃食管反流性咽炎,总有效率84.48%;洪秀梅运用桔梗汤合桑杏汤加减治疗喉源性咳嗽76例,总有效率97.3%;许彦来等运用桔梗汤加味治疗慢性咽炎90例,总有效率88.9%。

苦酒汤方证分析

【原方】 半夏十四枚(洗,破如枣核) 鸡子一枚(去黄,内上苦酒,着鸡子壳中)

【服法】 上二味,内半夏苦酒中,以鸡子壳置刀环中,安火上,令三沸,去滓。少少含咽之,不差,更作三剂。

病案一:肖某,女,36岁,因和家人生气而致胸闷如窒,头痛头晕,用药后略有缓解,复又出现痰多痰黏,不易咯出,久之,不能语言,虽用力亦不能出声,此即为少阴病苦酒汤证,予半夏15 g,米醋200 mL,鸡子白1个,煎汤后少少含咽之,第二天即明显见轻,共用3日而愈。

病案二:雷某,男,70岁。患者十余天来,无诱因的发热恶寒,咽部疼痛。曾在门诊给予庆大霉素、红霉素、六神丸等药物,因疗效不佳收住我院内科治疗。局部检查,见咽部红赤疼痛,有散在小溃疡十余处,且有脓性分泌物,语音嘶哑。实验室检查:白细胞14 000/mm^3,中性细胞58%,淋巴细胞42%。诊断为上呼吸道感染,咽部溃疡,给予抗感染及对症治疗,用药1周,咽部仍呈红赤,溃疡扩大弥漫延伸至上腭部,疼痛加重,声哑难出,患者心情极度紧张,乃求中医诊治。此属痰火郁结咽喉,法当清热涤痰,敛疮消肿,方用苦酒汤。处方、制作及服法:半夏15克,米醋60 mL,加水200 mL,煎15～20 min,去渣,待凉后加2枚蛋清拌匀,徐徐含咽,每日1剂。治疗2日诸症大减,前后共服8剂,溃疡消失,诸症消除而痊愈。(选自《伤寒名医验案精选》)

苦酒汤出自《伤寒论》第312条:"少阴病,咽中伤,生疮,不能言语,声不出者,苦酒汤主之。"本方所治之证为痰火郁结所致咽部溃疡疼痛,波及会厌,因疼痛而难于语言,甚者不能发出声音。方中半夏性辛燥,有涤痰散结之功;鸡子白甘寒清润利咽,清热解毒;苦酒现称米醋,味酸苦,有消肿敛疮,散瘀止痛之功。半夏得鸡子白，利窍通声而无燥津涸液之弊；半夏得苦酒，辛开苦泄，可加强劫涎敛疮作用。全方共成涤痰消肿，敛疮止痛之剂。本方服法强调"少少含咽之"，可使药物直接作用于咽喉患处，有利于对咽喉局部疮面的治疗，以提高疗效。本方方证要点是：

1. 少阴病；

2. 咽喉部溃疡，疼痛剧烈；

3. 不能言语，甚者不能发出声音；

4. 舌红，苔黄腻，脉弦滑。

现代研究发现，鸡子白含有丰富的蛋白质和钙、磷等物质，能润肺利咽，清热解毒，可治咽痛、体表炎症，同时钙盐在维持人体组织细胞的正常功能方面有重要作用，亦有解痉、消炎、消肿、抗过敏等作用。龙期伯等运用中药辨证内服配合苦酒汤外敷治疗带状疱疹 31 例，总有效率 96.77%；张锦等运用苦酒汤治疗放疗后口腔溃疡效佳；张永全临床用苦酒汤治疗声带息肉、失音，均取得良好疗效；王魁亮等运用本方治疗喉返神经麻痹、甲状腺癌手术并放疗后音哑、咽部脓肿、急性咽喉炎均收满意疗效。

厥阴病

吴茱萸汤方证分析

【原方】 吴茱萸一升(洗)　人参三两　大枣十二枚(擘)
生姜六两(切)

【服法】 上四味,以水七升,煮取二升,去滓。温服七合,日
三服。

病案一:赵某,男,67岁,时有涎出,不能自控,每遇冷天、头痛辄发,其痛
较剧,位在巅顶,切脉细滑,舌淡苔少,口淡乏味。细诊之,正与厥阴病吴茱
萸汤证相合,乃与吴茱萸汤4剂而愈。

病案二:北京一小朋友于炎热夏季贪食生凉,当晚则从胃中不断泛吐清
稀涎沫,睡至次日凌晨3时,因头痛如裂而醒,痛欲撞墙,连及两目发胀,直至
午后头痛稍有缓解,仍有不断吐清稀涎沫。第3日凌晨头痛按时而发,如此
3天,苦不堪言遂求诊。其属肝胃两寒,浊阴上逆的典型表现,给予吴茱萸
汤:吴茱萸10 g,生姜10 g,人参须4 g,大枣4枚,服2剂泛吐涎沫渐少,头痛
减轻,服完5剂,诸症悉愈。1周后该小朋友复贪食生冷,致使病情复发如
旧,再用吴茱萸汤5剂痊愈。(选自《郝万山伤寒论讲稿》)

病案三:王某,胃脘痛,高突而坚,呕清涎血沫,滴水不能下咽,四肢冷,
肌肤麻木,捶背脊病势略缓,此属肝厥犯胃。开口吴茱萸、金铃子、炒延胡、
生香附、高良姜、南山楂。(选自《临证指南医案》)

吴茱萸汤出自《伤寒论》,"阳明病篇""少阴病篇""厥阴病篇"均有论
述。《伤寒论·辨阳明病脉证并治》第243条:"食谷欲呕,属阳明也,吴茱萸

汤主之。得汤反剧者,属上焦也。"《伤寒论·辨少阴病脉证并治》第 309 条:"少阴病,吐利,手足逆冷,烦躁欲死者,吴茱萸汤主之。"《伤寒论·辨厥阴病脉证并治》第 378 条:"干呕吐涎沫,头痛者,吴茱萸汤主之。"《金匮要略·呕吐哕下利病脉证治第十七》第 8 条:"呕而胸满者,茱萸汤主之。"本方方证要点是:

1. 厥阴病;

2. 干呕吐涎沫、手足逆冷等中焦虚寒证;

3. 头痛烦躁,痛在巅顶;

4. 舌淡,苔薄白,脉弦沉或迟。

吴茱萸汤在《伤寒论》阳明、少阴、厥阴病中的临床表现虽不尽相同,但其病机一致,均属肝胃虚寒,浊阴上逆,用吴茱萸汤以温中补虚,降逆止呕。《神农本草经》谓吴茱萸"主温中下气,止痛"。方中吴茱萸辛苦而温,温肝暖胃,散寒降逆,为君药。重用辛温之生姜,温胃化饮,降逆止呕。人参甘温、大枣甘平,共用以补虚和中,重在健胃。共奏温补肝胃,散寒降逆之效。

现代临床应用本方治疗慢性胃炎、幽门痉挛、急性肠胃炎、妊娠呕吐、神经性头痛、耳源性眩晕、梅尼埃病、原发性高血压、急性青光眼等病证属中焦虚寒者。阎重玲应用吴茱萸汤治疗偏头痛,有效率 95.83%;潘守杰等应用吴茱萸汤加减治疗晚期胃癌呕吐证属肝胃虚寒型,总有效率 93.8%;罗晓明在使用奥美拉唑肠溶胶囊基础上加减应用吴茱萸汤治疗慢性胃炎,总效率达 85.2%;蔡界新应用加味吴茱萸汤治疗肝胃虚寒型胆囊炎,总有效率 95.38%。

乌梅丸方证分析

【原方】　乌梅三百枚　细辛六两　干姜十两　黄连十六两
当归四两　附子六两(炮,去皮)　蜀椒四两(出汗)　桂枝六两
(去皮)　人参六两　黄柏六两

【服法】　上十味,异捣筛,合治之,以苦酒渍乌梅一宿,去核,
蒸之五斗米下,饭熟捣成泥,和药令相得,内臼中,与蜜杵二千下,
丸如梧桐子大。先食饮服十丸,日三服,稍加至二十丸。禁生冷、
滑物、臭食等。

病案一:李某,男,46岁,2017年1月来诊,首行小肠切除手术(切除大
约25厘米),术后不能进食,呕吐不止,时有便溏泄泻,多时日4~5次。其人
烦躁,舌红苔薄黄,脉细而弦,遂诊为厥阴病乌梅丸证,以乌梅丸加减治之,
3剂而诸症皆除,嘱其节饮食,慎起居,调情志。

病案二:老医李骏伯者,病旬日,舌黑如煤,唇焦声哑,躁烦下利,不省人
事,群医却走,遑遑治木。璧沉思良久,审为汗多亡阳,下多亡阴,阴阳欲绝,
邪火内炽,因以乌梅丸三钱与之,神稍清,舌稍润,再进三钱,遂能视听,连四
五服,而危困复苏矣。可见大法无定,经权在人,学者须细心体认,方不视人
命如草芥也。(选自《伤寒论三注》)

病案三:何某,女,40岁,1996年9月4日以"腹痛伴呕吐3天"就诊。
3天前患者无明显诱因出现腹痛时作,痛在脐周,可扪及团块状物,痛处喜温
喜按,痛时呕吐,曾吐蛔虫1条。现症见:脐周阵发性腹痛,痛处喜温喜按,痛
时呕吐,口苦口干,四肢厥冷,面色苍白,大汗出,舌质红,苔白腻少津,脉弦
细。四诊合参,诊断为蛔厥,遂用乌梅丸加减:乌梅15g,细辛6g,干姜6g,
当归8g,制附片10g,蜀椒3g,桂枝3g,黄柏12g,黄连3g。1剂,水煎
2次,分6次温服。服药后呕吐、汗出止,腹痛减轻,手足转温,舌红苔白润,

脉濡。守上方 3 剂,并顿服肠虫清(阿苯达唑片)2 片,诸症悉除。(选自《中国中医药信息杂志·乌梅丸临床妙用举隅》)

病案四:王某,男,34 岁,2015 年 2 月 2 日以"时而腹痛伴腹泻 7 年,加重 1 个月余"为主诉就诊。2014 年 12 月 20 日于外院行肠镜示:溃疡性结肠炎(全结肠型,待定性)。诊断为溃疡性结肠炎。现症见:小腹、脐周疼痛,腹部怕凉,无明显腹胀、恶心,体力正常,大便溏泄、有泡沫,每日 5～6 次,便意较多,大便无脓血,面色暗红,舌淡红,苔薄黄,脉弦。四诊合参,诊断为腹泻,证属寒热错杂,遂予乌梅丸加减:乌梅炭 30 g,黄连 6 g,黄芩 9 g,炒白芍 6 g,炮姜炭 6 g,川椒 6 g,党参 10 g,制附片(先煎)6 g。14 剂,水煎服,日 1 剂,分早晚 2 次温服。2015 年 2 月 16 日二诊:患者诉服药后大便次数明显减少,每日 1 次,无脓血便、腹痛,饮食不慎时大便不佳,腹部下坠感消失,连续 2 顿食用米饭后大便次数增加,已停用巴柳氮钠及胶体酒石酸铋。舌质暗红,苔黄,脉弦。守上方,去党参,加炒扁豆 15 g,细辛 3 g,14 剂,水煎服,日 1 剂,分早晚 2 次温服。(选自《世界中医药志·刘喜明老师乌梅丸临床应用心法》)

乌梅丸见于《伤寒论·辨厥阴病脉证并治》第 338 条:"伤寒脉微而厥,至七八日,肤冷,其人躁无暂安时者,此为脏厥,非蛔厥也。蛔厥者,其人当吐蛔,今病者静,而复时烦者,此为脏寒,蛔上入膈,故烦,须臾复止,得食而呕,又烦者,蛔闻食臭出,其人当自吐蛔,蛔厥者,乌梅丸主之,又主久利。"本方方证要点是:

1. 厥阴病;

2. 蛔厥,多有吐蛔史;

3. 呕吐、久利;

4. 舌红,苔薄或黄,脉微或弦细。

本方为蛔厥、久利而设,具有滋阴清热、温阳通降、安蛔止痛之功。方中重用酸敛之乌梅,以补肝之体、泻肝之用,酸与甘合则滋阴,酸与苦合则清热。附子、干姜、川椒、细辛、桂枝之大辛大热以温经散寒,通阳破阴、宣通阴浊阻结;黄连、黄柏苦寒,清热燥湿;人参健脾益气,当归补血养肝,白蜜甘缓和中,与桂枝合用可养血通脉,调和阴阳以解四肢厥冷。全方酸苦辛甘并投,寒温攻补兼用,酸以安蛔,苦以下蛔,辛以伏蛔,为清上温下、安蛔止痛之良方。又因君药乌梅具有益阴柔肝、涩肠止泻之功效,故本方又可治疗寒热错杂、虚实互见之久利,实为厥阴病寒热错杂证之主方。

现代临床研究表明,本方适用于溃疡性结肠炎、肠易激综合征、糖尿病、支气管哮喘、痛经、崩漏、变应性鼻炎、小儿抽动症、胃食管病、宫颈癌术后、蛔虫性肠梗阻、消化道恶性肿瘤等多种疾病。杨春华用乌梅丸化裁治疗慢性溃疡性结肠炎 47 例,总有效率 91.5%;刘建军用乌梅丸加减治疗腹泻型肠易激综合征 112 例,总有效率 96.4%;高悉航等用乌梅丸加减治疗 2 型糖尿病中存在黎明现象者 60 例,总有效率 76.66%,优于对照组;何显文用乌梅丸加减治疗寒热错杂型过敏性鼻炎患者 65 例,总有效率 97.14%;邹世昌用乌梅丸加减治疗慢性萎缩性胃炎 78 例,总有效率 89.7%;叶文倩用乌梅丸治疗上热下寒型感冒后咳嗽患者 60 例,总有效率 86.7%,优于对照组。本病临床辨证中要抓住寒热错杂、虚实相兼这对主要矛盾,正如蒲辅周所言:"外感陷入厥阴,七情伤及厥阴,虽临床表现不一,谨守病机,皆可用乌梅丸或循其法而达异病同治。"

麻黄升麻汤方证分析

【原方】 麻黄二两半（去节） 升麻一两一分 当归一两一分 知母十八铢 黄芩十八铢 萎蕤十八铢（一作菖蒲） 芍药六铢 天门冬六铢（去心） 桂枝六铢（去皮） 茯苓六铢 甘草六铢（炙） 石膏六铢（碎，绵裹） 白术六铢 干姜六铢

【服法】 上十四味，以水一斗，先煮麻黄一两沸，去上沫，内诸药，煮取三升，去滓。分温三服，相去如炊三斗米顷，令尽，汗出愈。

病案一：治一妇人，年二十余，腊月中旬，患咳嗽，挨过半月，病热少减。正月五日，复咳倍前，自汗体倦，咽喉干痛。至元宵，忽微恶寒发热，明日转为腹痛自利。手足逆冷，咽痛异常。又三日则咳吐脓血。张诊其脉，轻取微数，寻之则仍不数，寸口似动而软，尺部略重则无，审其脉证，寒热难分，颇似仲景厥阴篇中麻黄升麻汤症……热邪既伤于内，寒邪复加于外，寒闭热郁，不得外散，势必内夺而为自利，致邪传少阴厥阴，而为咽喉不利，吐脓血也。虽伤寒大下后，与伤热后自利不同，而寒热错杂则一，遂与麻黄升麻汤。一剂，肢体微汗，手足温暖自利即止。明日诊之，脉向和。嗣后与异功生脉散合服，数剂而安。（选自《张石顽医案》）

病案二：王某，男，49岁，2015年4月13日以"腹泻1个月，加重3天"为主诉就诊。现病史：患者1个月前出现腹痛而泄，日五六次，每晨起后腹痛急如厕，大便无脓血；半月前至当地卫生所，诊断为"慢性肠炎"，予口服抗菌药治疗，症状未见明显好转；3天前上述症状加重，肠鸣腹痛，泄泻日行六七次，完谷不化，咽痛口干，但饮水不多。刻下症见：精神欠佳，面色无华，腹痛腹泻，咽痛口干但不欲饮水，手足凉，饮食一般，睡眠差，舌质红，苔薄白，脉沉迟。既往"慢性肠炎"病史十年余。四诊合参，诊断为厥阴病麻黄升麻汤，投以麻黄升麻汤3剂，日1剂，水煎服，药后微汗出，腹痛减轻，泄泻次数减少，

日约 3 次,已明显见效,原方加减共服用 15 剂,诸症悉平。

麻黄升麻汤出自《伤寒论·辨厥阴病脉证并治》第 357 条:"伤寒六七日,大下后,寸脉沉而迟,手足厥逆,下部脉不至,喉咽不利,吐脓血,泄利不止者,为难治,麻黄升麻汤主之。"本方方证要点是:

1. 厥阴病。

2. 手足逆冷;

3. 喉咽不利或疼痛,甚则吐脓血;

4. 泄泻不止;

5. 舌红,苔薄,脉沉或沉迟。

本方用于厥阴病下后所致上热下寒、邪陷阳郁之证,正伤邪陷,肺热脾寒,不但虚实混淆,而且寒热错杂,单捷小剂势难兼顾,所用药物组方共 14 味,为《伤寒论》113 方之最。本方虽药味多,但组方严谨,且用药紧扣病机,看似杂而实不乱。麻黄、升麻、当归为本方主药,故用量较大,他药则用量极少,除知母、黄芩、葳蕤用十八铢以外,其余八味仅用六铢,堪称主次分明。本方药物配伍立足于肺热脾寒、虚实互见、寒热错杂的病因病机,具有发越郁阳、清上温下、调和营卫之功,且无顾此失彼之弊,正合仲景治疗大法。

现代临床对本方的应用主要集中于呼吸、消化系统的疾病,如上呼吸道感染、慢性支气管炎、支气管扩张、肺结核、急慢性肠炎、痢疾、急慢性胃炎等。如刘渡舟用本方治疗大叶性肺炎,李赛美用本方治疗咳嗽、咳血、足跟痛、虚劳等证,吴如飞观察此方加减治疗 20 例慢性肺源性心脏病,均疗效显著;蔡丽慧等用本方加减治疗慢性肠炎、慢性胃炎,王灿勋应用本方治疗结核性腹膜炎和慢性非特异性溃疡性结肠炎,效果明显。另外,有研究认为厥阴病与自主神经功能紊乱较相似,如心慌、头昏、面部烘热、汗出等症状,并有报道用本方治疗此类疾病有效。

干姜芩连人参汤方证分析

【原方】 干姜、黄芩、黄连、人参各三两

【服法】 上四味,以水六升,煮取二升,去滓。分温再服。

病案:宋某,女,53岁,2015年9月3日以"间断性恶心、呕吐十余年,再发并加重1周"为主诉首诊。现病史:患者十余年前无明显诱因出现恶心、呕吐、反酸等胃脘部不适症状,经治疗(具体不详)后症状消失,但十余年来稍有进食不慎即复发。4年前至医院行胃镜检查示"慢性胃炎",未予系统治疗。1周前患者再次出现饭后呕吐,呕吐物为胃内容物,并伴有恶心、厌食等症状,有时勉强进食,但食下即吐,为求中医治疗,遂来门诊。刻下症见:精神欠佳,面色少华,恶心,厌食,食入即吐,大便溏,小便可,舌红少津,苔薄白,脉虚数。

四诊合参,诊断为厥阴病干姜芩连人参汤证,证属胃热脾寒证,以干姜芩连人参汤苦寒泄降、辛温通阳:党参18 g,干姜12 g,黄芩9 g,黄连6 g。3剂,日1剂,水煎,分早晚2次温服。服1剂后,电话回访呕吐便溏症状已好大半,3剂后痊愈。告知患者胃病时间已久,平素饮食需定时定量,切勿暴饮暴食及过食生冷、油腻、坚硬不易消化之物。

干姜芩连人参汤出自《伤寒论·辨厥阴病脉证并治》第359条:"伤寒本自寒下,医复吐下之,寒格,更逆吐下,若食入口即吐,干姜黄芩黄连人参汤主之。"本方方证要点是:

1.厥阴病;

2.食入即吐;

3.腹胀便溏;

4.舌质红或边尖红,苔薄白或黄,脉虚数。

此方为清上温下,补虚开格之方。寒格,即上热与下寒相互格拒,导致

食入即吐。寒热格拒,多为中气不足,胃热腑盛,下焦虚寒,复经误吐伤胃、误下伤脾。误用吐下,脾胃更伤,故而寒热格拒更甚。陆渊雷云:"凡朝食暮吐者,责其胃寒;食入即吐者,责其胃热,胃热故用芩连。本方证,胃虽热而肠则寒,故芩连与干姜并用,以其上热下寒。"临床应用本方时,除食入即吐为辨证要点外,心下痞满,心烦,口苦思冷,腹胀便溏,舌边舌尖红,苔薄黄也是必有症状。

方中芩连本应是主药,为何方名却以"干姜"为首呢?陈古愚解释:"方名以干姜冠首者,取干姜之温能除下寒,而辛烈之气又能开格而纳食也。"《长沙方歌括》总结本方的配伍意义"芩连苦降借姜开,济以人参绝妙哉,四物平行各三两,诸凡拒格此方该",可谓要言不烦,一语中的。

干姜芩连人参汤证与黄连汤证都属上热下寒证,其鉴别要点为:前者上热下寒格拒较甚,且上热偏重,出现呕吐频频,食入口即吐,其下寒为脾阳素虚,运化失职,下利稀溏为特点;后者上热下寒格拒不甚,上热较轻,症见恶心、呕吐,下寒重在肠中寒凝气滞,脉络不通,多有腹中疼痛。

本方现代临床应用较为广泛,除了在消化性疾病领域具有抗炎、利胆、保护胃黏膜、抗胃及十二指肠溃疡、促进消化等作用外,还可用于心肾疾病如心肌炎、肋间神经痛、心肌缺血、慢性肾炎等。全小林运用此方治疗368例2型糖尿病,证实本方具有显著降糖的效果,治疗前与治疗后的空腹血糖、餐后2小时血糖、糖化血红蛋白水平具有显著下降;徐州、周德端等运用此方加味治疗消化性溃疡32例,临床效果显著,经内窥镜观察有效率达到87.5%。此外,有研究用本方联合奥美拉唑肠溶胶囊治疗慢性胃炎、胃黏膜损伤等,疗效明显优于单用奥美拉唑肠溶胶囊。

白头翁汤方证分析

【原方】 白头翁二两　黄柏三两　黄连三两　秦皮三两

【服法】 上四味,以水七升,煮取二升,去滓。温服一升,不愈,更服一升。

病案一:田某,男,21 岁,2015 年 4 月 30 岁来诊,发热,体温 38.8 ℃,排脓血样大便,白细胞总数高,粪便镜检示脓细胞及红细胞均为阳性,病人面赤,烦躁,口渴,舌红苔黄腻。辨为厥阴病白头翁汤证,给予原方 2 剂,服后病状即轻,体温降至 37.2 ℃,嘱其继服 3 剂而愈。

病案二:孙某,男,32 岁,以"腹痛,便血 1 周"为主诉就诊。现病史:1 周前患者饮酒、饱食后出现腹痛,里急后重,脓血便,伴肛门灼热感,在当地口服西药治疗效果不佳,症状时轻时重。刻下症见:腹痛,里急后重,脓血便,伴肛门坠重感,恶心、呕吐,口干、口苦,小便黄,舌质红,苔黄腻,脉弦数。四诊合参,辨为厥阴病白头翁汤症,遂予白头翁汤:白头翁 10 g,黄连 9 g,黄柏 9 g,秦皮 10 g,4 剂,水煎,日 1 剂,分早晚 2 次服。复诊,患者诉腹痛、恶心、呕吐止,便血明显缓解,继服 4 剂诸症皆消。

白头翁汤为治疗厥阴热痢、湿热痢、热毒痢及脓血痢的主方,见于《伤寒论·辨厥阴病脉证并治》第 371 条:"热利下重者,白头翁汤主之。"第 373 条:"下利,欲饮水者,以有热故也,白头翁汤主之。"其病机为肝经湿热,下迫大肠,气滞壅塞,损伤肠络,治宜清肝泄热,解毒止利。本方方证要点是:

1. 厥阴病;

2. 腹痛,热利下重,甚则脓血便;

3. 发热,口渴;

4. 舌质红,苔黄,脉弦数或弦滑。

白头翁汤方由白头翁、黄连、秦皮、黄柏 4 味药物组成,曹颖甫曰:"白头翁秦皮以凉血破血分之热,黄连黄柏以苦燥除下焦之湿,然后热湿并去而热利当止。"现代药理研究发现,白头翁有抗炎、抗肿瘤、抗寄生虫、抗氧化、保肝、增强机体免疫力等药理作用。

白头翁汤需与葛根芩连汤、桃花汤相鉴别。白头翁汤与葛根芩连汤均可治疗热利,然白头翁汤主治肝热痢疾,发病急且重,其为肝失疏泄,热毒下迫肠道,损伤肠络所致,可见下痢脓血、里急后重、肛门灼热、发热口渴等一派热象为主,治宜清肝泄热,解毒止痢;葛根芩连汤为太阳病误下,致里热挟表下利证,表邪未解反致邪热内陷大肠,故发为急性热利,表现为暴注下迫,泄水样便,粪便臭秽,伴肛门灼热,小便短赤,气喘、汗出等症,治以清热止利,兼以解表;桃花汤为治疗少阴虚寒下利脓血之主方,其病机关键为脾肾阳衰,寒湿凝滞,下焦滑脱不禁,临床多见脓血间杂,白多红少,或纯下白冻,无里急后重及粪便臭秽之象,可见腹痛绵绵,喜温喜按,口淡不渴,舌淡苔滑脉缓无力,治宜温中祛寒,涩肠止利。

白头翁汤不单单为治疗细菌性痢疾、阿米巴痢疾、溃疡性结肠炎、胃炎等消化系统疾病主方,亦可用于治疗呼吸系统如慢性支气管炎,泌尿生殖系统如泌尿系感染、癃闭、肾积水、遗精,妇科如盆腔炎、乳痈、崩漏、赤白带下,眼科如急性结膜炎、病毒性角膜炎、目赤,儿科如小儿菌痢、手足口病、小儿瘰病,循环系统如室性心动过速、频发多源性或多形性期前收缩,神经系统如神经官能症、头痛、痿证、面肌痉挛,肿瘤如宫颈癌、大肠癌等疾病的治疗。蔡榕运用白头翁汤保留灌肠治疗肠阿米巴病,总有效率98%;戴高中等运用白头翁汤加减灌肠治疗左半结肠型急性期溃疡性结肠炎,总有效率94.11%;王新昌运用白头翁汤加减治疗天行赤眼87例均痊愈;臧雪红等运用白头翁汤治疗小儿手足口病,总有效率89.58%;岑小龙变通白头翁汤治疗肠道易激综合征,总有效率96.2%以上;刘金芝等运用加味白头翁汤治疗急性肾盂肾炎,总有效率96.88%。故临床应用本方不必拘泥,只要证属肝经湿热,方证结合,均有明显疗效。

参考文献

[1] 成无己. 蓝泉斋藏书:伤寒明理论[M]. 钱超尘,黄作陈,考注. 北京:学苑出版社,2008.

[2] 刘洋. 徐灵胎医学全书[M]. 2版. 北京:中国中医药出版社,2015.

[3] 柯琴. 伤寒来苏集[M]. 王晨,等校注. 北京:中国中医药出版社,1998.

[4] 吴谦. 医宗金鉴[M]. 张年顺,等校注. 北京:中国医药科技出版社,2001.

[5] 翟双庆. 内经选读[M]. 9版. 北京:中国中医药出版社,2013.

[6] 钱超尘. 宋本《伤寒论》文献史论[M]. 北京:学苑出版社,2015.

[7] 范水升,姜德友. 金匮要略[M]. 9版. 北京:中国中医药出版社,2012.

[8] 李中梓. 医宗必读[M]. 郭霞珍,等整理. 北京:人民卫生出版社,2006.

[9] 汪昂. 医方解集[M]. 苏礼,等整理. 北京:人民卫生出版社,2006.

[10] 刘渡舟. 伤寒论十四讲[M]. 北京:人民出版社,2013.

[11] 程国彭. 医学心悟[M]. 田代华,整理. 北京:人民卫生出版社,2006.

[12] 吴少怀. 吴少怀医案[M]. 济南市革命委员会卫生局《吴少怀医案》整理组,整理. 济南:山东人民出版社,1978.

[13] 中国中医研究院. 岳美中医案集[M]. 北京:人民卫生出版社,2005.

[14] 许叔微. 普济本事方[M]. 北京:中国中医药出版社,2018.

[15] 刘含堂. 经方治病经验录[M]. 北京:学苑出版社,2008.

[16] 邓中甲. 方剂学[M]. 北京:中国中医药出版社,2012.